Conseils pour ceux qui bégaient

Edité sous le titre original « Advice to those who stutter »
par The Stuttering Foundation
Copyright © 2008, 2005, 2003, 1998 by Stuttering Foundation of America

Traduit de l'américain par
Laurent Lagarde et Richard Parent

3ème édition (novembre 2013)

Remerciements à :

- Jane Fraser, présidente de la Stuttering Foundation of America et fille de Malcolm Fraser (à l'origine de ce livre), pour son soutien, son enthousiasme et son engagement auprès des personnes qui bégaient,

- Olivier L. pour la traduction du chapitre 20,

- Anne-Marie Simon, orthophoniste et fondatrice de l'Association Parole Bégaiement, pour sa relecture attentive et son « œil professionnel ».

Table des matières

Préface

En 1972, la Stuttering Foundation of America a publié « Pour la personne bègue ». 23 auteurs ont contribué aux chapitres de ce livre avec un résumé final rédigé par Charles Van Riper. Chacun de ces contributeurs avait lui-même connu un problème important de bégaiement. Chacun d'entre eux avait travaillé avec succès pour s'en sortir et tous avaient suffisamment confiance en eux pour apporter leur contribution à « leurs frères et sœurs de la langue emmêlée ». Cette édition originale a été réimprimée plusieurs fois et traduite dans plusieurs langues.

Aujourd'hui, plus de 30 ans après, nous nous embarquons dans une seconde édition. Quelle entreprise ! Plusieurs des contributeurs sont décédés. Ceux qui sont toujours en vie ont été sollicités pour rédiger une mise à jour de leur chapitre ou donner leur permission pour réimprimer leur chapitre original. Les quatre contributeurs initiaux qui ont écrit un nouveau chapitre sont Joseph Agnello, Richard Boehmler, Hugo Gregory et J. David Williams. Gerald Moses et Fred Murray ont seulement fait quelques modifications à leur texte original.

Les dix nouveaux contributeurs à cette nouvelle édition ont tous une histoire à raconter. Ils reviennent sur leur histoire personnelle avec le bégaiement et sur le travail thérapeutique qu'ils ont fait avec d'autres personnes qui bégaient. Chaque contributeur a capturé l'essence de sa pensée thérapeutique et l'a condensée en de courts chapitres d'environ 2 000 mots. En tant qu'éditeur, j'applaudis leur capacité à réduire des quantités de pages à la « quintessence » et je réalise que beaucoup plus aurait pu être dit. Je les remercie de leur compréhension.

Les temps ont changé depuis 1972 lorsque j'ai édité la première édition de « Pour la personne bègue ». Nous correspondions par téléphone et courrier postal. Mon épouse et moi retapions tous les chapitres, et cela plusieurs fois. J'ai gardé la trace non seulement des coûts postaux et du papier mais aussi des coûts des rubans de machine à écrire. Pour la version 1998 de « Conseils pour ceux qui bégaient », les choses étaient différentes. Nous avons correspondu par e-mail et j'ai réussi à n'utiliser qu'une cartouche d'encre.

En lisant ce livre, certains d'entre vous vivront par personne interposée les expériences des contributeurs. Je suis personnellement honoré d'avoir connu la plupart de ceux de l'édition de 1972. Je suis honoré de connaître tous les contributeurs de cette nouvelle édition de « Conseils pour ceux qui bégaient ». Je les considère comme des collègues et amis et je les remercie de me donner l'honneur, le privilège et la responsabilité d'éditer et de faire fructifier leur travail.

Stephen B. Hood, Ph. D.

Préface originale

C'est un livre remarquable de conseils thérapeutiques. Rien de tel n'a été publié jusqu'à présent. Ce qui le rend unique et inhabituel est que chaque article de ce livre a été écrit par des femmes et des hommes qui bégaient eux-mêmes. Chacun d'entre eux en a vu de toutes les couleurs et sait ce que c'est d'avoir vécu la peur, l'angoisse et le désespoir qui sont si souvent le lot des personnes qui bégaient. Ils connaissent votre problème.

Tous les auteurs de ces articles sont également ou ont été des spécialistes de la parole. Cela signifie qu'ils sont expérimentés et entraînés à aider ceux qui ont des problèmes d'élocution et ils ont écrit ces articles pour vous aider à traiter efficacement votre bégaiement.

Tous sont reconnus et font autorité dans le domaine du bégaiement. Parmi eux, seize sont ou ont été des professeurs d'université dans la pathologie de la parole, six sont ou ont été à la tête d'un département des sciences de la parole, douze sont ou ont été directeurs de cliniques ORL. Il y a aussi un psychiatre, neuf membres de l'Association ORL Américaine et neuf auteurs de livres sur la thérapie du bégaiement.

Bien que tous ne soient pas d'accord sur ce que vous devez faire pour surmonter votre difficulté, il y a beaucoup de points communs dans leurs recommandations et dans leur pensée. Nous croyons que ces idées vous aideront. Nous publions ce livre dans votre intérêt et espérons que vous en ferez bon usage.

Malcolm Fraser
Stuttering Foundation of
America

8

Chapitre 1

Exprime-toi ou voyage avec les bagages

Lon L. Emerick

Il y a vingt-sept ans, dans une ultime tentative pour guérir le problème chronique de parole de leur fils, mes parents utilisèrent leurs maigres économies pour m'envoyer dans un institut privé de traitement du bégaiement. Hélas, à leur grand désarroi, ce ne fut qu'une vaine tentative de plus qui renforça mon sentiment qu'il n'y avait aucun espoir. Alors que je me trouvais dans le train me ramenant à la maison, découragé, un sympathique préposé aux cheveux gris s'arrêta à mon siège pour me demander ma destination.

J'ouvris la bouche pour dire ce mot que j'avais si souvent répété : "Detroit" mais ne pus émettre que des gargouillements silencieux ; je contractai mes abdominaux pour tenter de me dégager de ce terrible étranglement – il ne sortit que le silence. Le vieil homme me fixa à travers ses lunettes, secoua la tête en esquissant un sourire et dit : « Jeune homme, ou tu t'exprimes, ou tu voyages avec les bagages. »

Le préposé eut le temps de descendre l'allée avant que je ressente l'onde de choc. Tourné vers la fenêtre, je regardais le paysage défiler à travers mes larmes de colère et de frustration et je devinais les regards furtifs des passagers assis autour de moi ; je commençai à rougir et à me sentir submergé par les vagues du désespoir. Des années plus tard, je me remémorai ce commentaire acéré du préposé. Pendant des années, je refoulai cette blessure, et bien d'autres, nourrissant ma colère pour la garder bien au chaud, rêvant du jour où réparation serait faite pour toutes ces blessures infligées par la faute du bégaiement. Mais cette pique devait changer ma vie. Ce vieil homme, aussi incroyable que cela puisse pareil, avait eu raison de me dire cela.

Mais oui, pourquoi voyager avec les bagages ? Pourquoi transporter un excédent de bagages, endurer d'interminables retards, languir, en étant oublié et rejeté, dans de poussiéreux entrepôts, bombardé de chocs et d'arrêts imprévus ? Pourquoi laisser le bégaiement dicter votre vie ? Peut-être cherchez-vous aussi à vous extirper de ces wagons encombrés, de cet enchevêtrement de

Pourquoi laisser le bégaiement dicter votre vie ?

sentiers qui ne mènent nulle part. Bien qu'il soit difficile de formuler des conseils sans vous avoir vu et sans connaître votre cas particulier, je sais toutefois que plusieurs choses nous ont aidés, moi et plusieurs autres personnes bègues. Je vous lance un défi : je vous incite à faire quelque chose de difficile mais qui s'accompagne d'une belle récompense : changer votre façon de parler. Le chemin vers une parole améliorée est parsemé d'allées invisibles, de tunnels sombres et effrayants et d'escalades hasardeuses. Méfiez-vous de tout traitement se présentant comme une nouveauté ne nécessitant aucun effort ; vous savez fort bien que cela ne vous mènera nulle part. Puis-je maintenant vous indiquer le sentier à suivre ?

La première chose à faire est d'admettre qu'il vous faut changer, que vous désirez vraiment entreprendre quelque chose pour votre parole. C'est exigeant, certes, mais votre engagement doit être entier ; pas une seule partie de vous ne doit hésiter. Ne vous reposez pas trop longtemps sur votre fluence en espérant qu'un jour vos blocages disparaîtront comme par enchantement. Il n'existe aucune potion magique, aucune pilule miracle pour guérir le bégaiement. Ne vous endormez surtout pas sur vos lauriers, en espérant le bon moment ou que l'inspiration vous vienne – *C'est à vous de prendre "l'initiative"*. Vous devez réaliser que ces vieilles recettes, toutes ces choses qu'au cours des années vous avez faites pour vous aider (y compris ces conseils de camouflage prodigués par des soi-disant thérapeutes bien-pensants : « Pense à ce que tu veux dire », « Ralentis », etc.) ne fonctionnent tout simplement pas. Profondément enlisé dans vos routines, il vous sera difficile de changer ; bien que votre manière actuelle de parler ne soit pas particulièrement plaisante, elle a le mérite de vous être familière. C'est l'inconnu qui nous fait peur.

Pour atteindre une amélioration durable, il vous faudra tolérer des moments d'inconfort et parfois même d'angoisse. Personne, sauf quelques charlatans, et il y en a toujours, ne vous promet un chemin semé de pétales de roses. Pourquoi ne pas, dès maintenant, prendre le temps et faire l'effort nécessaire afin de vous garantir une vie libérée de cette parole emmêlée ? Comment y parvenir ? En décortiquant le système du bégaiement pour traiter chacune de ses composantes, l'une après l'autre. C'est *simple*. Mais personne n'a dit que c'était *facile*. Nous pouvons commencer ?

1. Connaissez-vous bien vos habitudes de bégaiement ? Que *faites*-vous lorsque vous bégayez ? Que pouvez-vous *voir, entendre* et *ressentir* ? Où se

situent les déclencheurs de ces blocages ou de ces répétitions servant à retarder le moment crucial ? Comment évolue un moment de bégaiement, de votre première anticipation de bégayage jusqu'à ce que vous prononciez le mot ? Comment sortez-vous d'un blocage... Par un surcroît d'énergie ou un brusque mouvement de tête ? Je vous demande de bien observer ce que vous faites lorsque vous bégayez. Vous pouvez utiliser un miroir, un magnétophone ou vos doigts pour mieux localiser les sources de tension. Un ami ou un membre de votre famille en qui vous avez confiance peut aussi vous aider à faire ces observations. Le bégaiement n'est pas une bête mystérieuse qui prend le contrôle de votre bouche - bien qu'il puisse donner cette impression puisqu'il se produit de façon si automatique. Le bégaiement est une série d'activités que vous *faites.* C'est votre manière actuelle de parler. Et il va de soi que vous devez prendre le temps de bien identifier ce que vous faites avant de pouvoir le changer. Voici comment une personne bègue décrivait ses habitudes de bégaiement :

Je sais quand je vais bégayer... au moins trois mots à l'avance. J'exerce une tension sur ma mâchoire inférieure. Je serre les lèvres, même lorsque j'essaie de prononcer le son "k" ! Je ferme les yeux, je penche la tête vers le bas tout en la tournant vers la droite. Je force encore plus et finis par prononcer enfin le mot "kilo" en séparant mes mâchoires.

2. Une fois que vous avez une bonne idée de ce que vous faites en bégayant, établissez un programme de changement. Rassemblez toutes les composantes – l'excédent de bagages – de vos habitudes de bégaiement et, consciencieusement et délibérément, efforcez-vous d'*ajouter* (exagérer), de *varier* (au lieu de pencher la tête vers la droite, faites-le vers la gauche) et d'*abandonner* (bégayez sans maniérisme) les différentes composantes, l'une après l'autre. Commencez par une situation facile – probablement seul – en augmentant

graduellement le degré de difficulté. Voici un exemple qui pourrait vous aider à organiser votre temps de travail :

Mouvement de la tête	Ajouter	Varier	Abandonner
	Lundi Lire à voix haute 15 minutes	Mercredi Lire à voix haute 15 minutes	Vendredi Lire à voix haute 15 minutes
	Exagérer le mouvement de tête à gauche	*Exagérer* le mouvement tranquille de tête à droite	*Arrêter* de bouger la tête

Adoptez un plan identique pour changer les autres composantes de vos habitudes de bégaiement : serrement des lèvres, clignement des yeux, etc.

Mais, me direz-vous, je veux *arrêter* de bégayer. Bien sûr ! Mais il faut d'abord casser ces habitudes que vous avez acquises au cours des années, ce qui ne se fait pas en criant ciseau. Et ces habitudes sont tenaces puisque, en général, au bout de vos

Pour casser une habitude, il faut en altérer la nature stéréotypée.

tensions et de votre lutte, le mot finit par sortir. Ce qui revient à dire, d'une certaine façon, que le bégaiement fonctionne – vous persistez donc à utiliser ces rituels qui vous permettent de vous dépêtrer d'un moment de bégaiement. Or, pour casser une habitude, il faut en altérer la nature stéréotypée.

3. Lorsque vous vous êtes familiarisé avec les diverses composantes de vos habitudes de bégaiement et que vous pouvez les modifier, essayez de bégayer *avec moins d'effort* et *ouvertement*. En réalité, le meilleur conseil que je puisse vous donner est d'apprendre à mieux bégayer, avec un minimum de tension et

d'empressement. Plutôt que d'exercer des pressions indues, extirpez-vous de vos blocages en glissant vers la première syllabe du mot ; initiez le flot du *mouvement* et du *son* simultanément, en glissant sur le mot. Amplifiez les mouvements de vos lèvres et de vos mâchoires et ressentez les changements à leur niveau lorsque vous *avancez* dans un mot. La majeure partie de votre angoisse et de la perception socialement négative du bégaiement provient de ces tensions et de cette retenue. Voici quelques instructions données à une personne bègue qui apprenait à contrôler son bégaiement :

> « *Lorsque je lève le doigt, augmente la pression – jusqu'à avoir un vrai blocage. Puis, lorsque je baisse le doigt, laisse lentement la tension se dissiper. C'est ça. Maintenant, vas-y à ton rythme : augmente et réduis la tension. Apprends à jouer ainsi avec tes blocages ; éprouve la sensation de sortie de ces points de fixation.* »

4. Je vais maintenant vous demander de faire une chose étrange : *bégayer volontairement.* Je sais, cela semble bizarre mais ça fonctionne vraiment. Pourquoi ? Parce que ça contribue à évacuer la peur (que vous reste-il à cacher à partir du moment où vous êtes prêt à bégayer volontairement ?) et cela vous permet de vous exercer à bégayer quand vous le voulez. Et plus vous bégayerez volontairement, moins vous vous retiendrez ; et moins vous vous retiendrez, moins vous bégayerez. Nous avons travaillé avec une jeune étudiante qui a pratiquement cessé de bégayer en une semaine grâce à cet exercice. Comme nous étions très pris par les examens de doctorat, nous lui avons

Bégayer volontairement contribue à évacuer la peur.

donné un compteur manuel en lui disant : « 100,000 personnes vivent à Lansing ; vois à combien tu peux parler en exhibant ton bégaiement. » Lorsque je l'ai revue sept jours plus tard, elle était complètement exténuée mais arborait un large sourire et ne bégayait pas. Nous ayant pris au mot, elle avait travaillé sans interruption. Aussi incroyable que cela puisse paraître, elle s'était confrontée à 947 interlocuteurs ! Et elle était maintenant incapable de bégayer <u>in</u>volontairement.

5. Vous devez éliminer ou réduire de façon drastique les évitements auxquels vous avez recours. Chaque fois que vous substituez un mot à un autre, que vous utilisez un son ou un autre truc pour initier la phonation, que vous retardez ou abandonnez une tentative de parler, vous aggravez votre problème. Plutôt que de diminuer lorsqu'on les évite, les peurs incubent et se développent. En évitant, on s'oblige à maintenir une vigilance constante et à continuellement inventer de nouveaux moyens

Faites une liste de vos évitements.

pour éviter les mots, les interlocuteurs et les situations craintes. Cela s'apparente à verser de l'eau dans un panier percé. Faites une liste de vos évitements : quels genres utilisez-vous (initiateurs, tactiques de retardement, etc.) ? Quand et dans quels contextes les utilisez-vous ? À quelle fréquence faites-vous appel à l'évasion ? En d'autres mots, inventoriez vos évitements. Puis variez et exagérez systématiquement chacun d'eux ; utilisez-les volontairement même lorsque vous n'en avez pas besoin. Enfin, lorsque vous vous surprenez à éviter involontairement, infligez-vous une pénalité. Si, par exemple, vous évitez le mot "chocolat", utilisez le plusieurs fois, tout de suite après. Une des meilleures sanctions consiste à expliquer à votre interlocuteur l'évitement que vous venez d'utiliser et pourquoi il vous faut résister à de telles dérobades.

6. Aucune personne bègue n'est totalement isolée. Les réactions des autres face à vous et les interprétations que vous en faites ont, vous le savez fort bien, un profond impact sur votre parole. Vous devez sortir au grand jour et aller vers vos interlocuteurs ; parlez à toutes sortes de gens, dans toutes les situations possibles. Fixez-vous des quotas et des défis quotidiens ; immergez-vous dans ces situations difficiles et prouvez-vous que vous pouvez, malgré le bégaiement, transmettre votre message. Toute aventure est bien plus agréable lorsqu'elle est partagée avec des compagnons de route qui vous soutiennent. Il existe heureusement des groupes d'entraide ayant des antennes locales dans plusieurs régions et qui peuvent vous informer et vous appuyer, surtout pour un objectif aussi important que la modification de vieilles attitudes liées à votre problème de parole.

7. Aussi étrange que cela puisse paraître, vous pourriez bien trouver difficile de vous adapter à une parole plus fluente. Pendant des années, vous avez parlé en bégayant, en progressant laborieusement d'un blocage à l'autre. Dans la mesure où le bégaiement était pour vous une excuse ou une béquille, vous pourriez vous sentir menacé et dénudé sans lui. Le meilleur antidote est de pratiquer votre nouvelle fluence jusqu'à ce qu'elle devienne familière. Mettez vos écouteurs et lisez à haute voix, en portant attention à l'écoulement, à l'enchaînement des mots; parlez à l'unisson avec les animateurs de radio et de télévision; inscrivez-vous à un cours de parole ou d'art oratoire près de chez vous[1].

Faire échec au problème de bégaiement, maîtriser sa bouche, demande du temps; on n'y arrive pas du jour au lendemain. Je ne peux vous dire combien de temps cela vous prendra, car il n'y a pas deux personnes

---

[1] Note du traducteur : un Club Toastmasters constitue la meilleure des formules pour ceux et celles qui sont disposés à s'aventurer hors de leur zone de confort.

bègues qui s'attaquent à ce défi de la même manière ou progressent au même rythme ; mais toutes ont en commun cette vision qui les pousse à avancer. Voilà pour les fondations. Pourrez-vous en faire une rampe de lancement ? Cessez de voyager dans la soute à bagages. Exprimez-vous !

Chapitre 2

Gérez votre bégaiement plutôt que de le laisser vous diriger

Dorvan H. Breitenfeldt

Ayant grandi dans une ferme du Minnesota, j'ai eu la chance d'étudier dans une classe unique où les huit niveaux étaient assurés par le même enseignant. Mon bégaiement a commencé en âge préscolaire et a continué à s'aggraver. Je l'ai compensé en devenant un très bon élève. A cause de mon bégaiement, j'ai quitté l'école après le collège et je suis resté déscolarisé durant trois ans, durant lesquels mon bégaiement s'est encore grandement aggravé. Je n'ai pas utilisé le téléphone jusqu'à l'âge de dix-sept ans et mes parents faisaient les courses pour moi. Ma parole était constituée de longs blocages silencieux. J'évitais fréquemment de parler ou ne disais que ce que je pouvais sans bégaiement en utilisant la substitution de mots ou les périphrases. Je ressentais une grande honte et une grande culpabilité, j'évitais de bégayer à tous prix et me demandais souvent : « Pourquoi moi ? » Souvent, je pleurais tout seul sur mon bégaiement et pensais même au suicide parce qu'il avait envahi tous les aspects de ma vie et que je me retrouvais dans une impasse. Mon bégaiement était vraiment un «iceberg», sa majeure partie étant immergée.

Heureusement pour moi, à l'âge de dix-sept ans, j'ai participé à un stage intensif de thérapie de groupe durant six semaines. Malheureusement, j'ai développé à la moitié de la session ce que l'on appelle «la fluence chanceuse» et je suis rentré chez moi avec une parole essentiellement fluide mais avec très peu de pratique pour **gérer** mes bégayages. Au même âge, j'ai commencé ma première année de lycée et je suis resté fluent durant environ trois mois, après quoi j'ai connu une sévère rechute. J'ai suivi le même programme de thérapie intensive un an plus tard et, heureusement, je suis rentré chez moi avec le même niveau de bégaiement qu'avant de commencer le programme. Cependant, j'avais cette fois acquis une bonne dose d'expérience dans le contrôle et la gestion de mon bégaiement, ainsi que la saine pensée de savoir que je serais probablement bègue toute ma vie et que je ne pouvais pas dépendre de la fluence.

Au moment où j'écris, alors que je prends ma retraite de l'enseignement universitaire et de l'administration, je constate que mon bégaiement est toujours là, par cycles, et qu'il peut toujours

> Nous devons apprendre à réussir nos vies et à nous épanouir malgré la présence constante de ce compagnon.

être aussi sévère qu'il l'était avant ma toute première thérapie. Il semble que le bégaiement chronique/avancé soit vraiment incurable pour la plupart d'entre nous et que nous devons donc apprendre à réussir nos vies et à nous épanouir malgré la présence constante de ce compagnon.

Puisque le bégaiement n'est qu'en partie seulement un problème de communication mais encore plus un problème existentiel, il doit être attaqué sous tous les angles. Avec *la personne qui bégaie*, nous ne devons pas travailler seulement sur le bégaiement. En raison de l'étendue du problème, mon expérience est que, dans l'idéal, la personne bègue (chronique/confirmée) a besoin d'une thérapie intensive pour faire de rapides progrès et doit ensuite recevoir des outils pour un programme de suivi à long terme, peut-être même à vie.

Les trois principaux objectifs d'un programme thérapeutique sont de :

1. **Réduire la peur** : s'efforcer de réduire les peurs de mots ou de situations, de changer les attitudes vis à vis du bégaiement, de comprendre objectivement le bégaiement et de construire une bonne image de soi.
2. **Changer le modèle de bégaiement** : étudier les symptômes du bégaiement. Le laisser sortir, développer un modèle extérieur de bégaiement et apprendre des techniques pour le gérer.
3. **Développer un programme de suivi après la thérapie**... Le bégaiement, comme tant de maladies/troubles/affections exige une auto-thérapie et/ou une thérapie professionnelle suivies.

Pour de nombreuses personnes bègues, les conditions de traitement idéal ne sont souvent pas réunies pour diverses raisons. Certaines d'entre elles peuvent être le manque de temps, l'inaccessibilité des programmes, des contraintes financières et peut-être le fait pour la personne bègue d'être prête à s'investir à plein temps. Néanmoins, il y a plusieurs choses qu'elle peut faire seule ou sans trop recourir à un professionnel.

Il y a plusieurs choses qu'une personne bègue peut faire seule ou sans trop recourir à un professionnel.

choses qu'elle peut faire seule ou sans trop recourir à un professionnel. **Faire savoir** ou reconnaître que *vous*

êtes une personne bègue est de loin le plus important principe thérapeutique. Dans toute situation de parole, annoncer aux gens que vous êtes bègue crée un environnement «stutter friendly», c'est-à-dire bienveillant vis à vis de la personne bègue.

Au début vous pouvez vous sentir gêné d'admettre ce que vous avez tant essayé de cacher mais, une fois que vous aurez révélé le terrible «secret» et que vous saurez que vous n'avez pas besoin de chercher à dissimuler votre bégaiement, vous allez commencer à vous sentir plus à l'aise. Faire savoir est une technique à utiliser à vie et vous ne devriez jamais essayer de vous faire passer pour un locuteur normal. L'honnêteté est toujours la meilleure politique et est saine pour l'esprit.

Maintenir **le contact visuel** avec votre interlocuteur, particulièrement durant vos blocages, est essentiel. Les personnes bègues ayant un mauvais contact visuel montrent leurs sentiments de gêne et leurs réactions négatives à leur propre bégaiement. Le contact visuel est une chose sur laquelle la personne qui bégaie peut travailler sans l'assistance d'un professionnel. La meilleure manière de commencer à s'exercer est de maintenir le contact visuel avec vous-même, devant un miroir, quand vous passez des coups de téléphone et/ou en présence

> Un bon contact visuel nous aide à devenir des locuteurs plus efficaces et donne une meilleure impression à nos interlocuteurs.

de quelqu'un. Après ces séances devant le miroir, mettez en pratique ce contact visuel dans toutes les situations de parole. Un bon contact visuel ne nous aide pas seulement à devenir des locuteurs plus efficaces mais donne aussi à nos interlocuteurs une meilleure impression de nous et de nos sentiments vis à vis de notre bégaiement.

Avant de pouvoir transformer votre bégaiement en une parole plus acceptable, vous devez d'abord

identifier et analyser les symptômes spécifiques de votre bégaiement. Vous pouvez le faire en vous observant devant un miroir ou sur une vidéo. Le travail devant un miroir et celui devant la caméra doivent tous deux être faits en présence d'autres personnes car vous bégaierez sûrement peu, voire pas du tout, si vous ne parlez qu'à vous-même.

Faites une liste de ce que vous faites de particulier lorsque vous bégayez. Pour cela, vous devez abandonner les trucs d'évitement et de remise à plus tard que vous aviez l'habitude d'utiliser pour éviter de bégayer et développer un modèle de bégaiement visible, agréable et net en entrant directement dans vos blocages. Ce sera l'aspect le plus difficile de votre auto-thérapie car les personnes bègues, pour la plupart, n'ont jamais montré *tout* leur bégaiement. Votre bégaiement visible va probablement devenir encore plus sévère; cependant, vous savez qu'intérieurement il a toujours eu cette sévérité. Pour vous aider à identifier exactement quand vos blocages surviennent, ce qui est absolument nécessaire si vous voulez les modifier, vous devez utiliser la **technique du comptage**.

Voici les étapes à suivre :
1. Plongez directement dans le blocage sans utiliser d'astuces pour démarrer, sans différer et sans recourir à d'autres trucs d'évitement.
2. Bégayez tout au long du mot sans vous reprendre.
3. Arrêtez-vous immédiatement après le mot bégayé.
4. Comptabilisez le blocage dans un carnet : 1 2 3 4 5 6 7 8 9 10 etc.
5. Etablissez de nouveau le contact visuel et continuez jusqu'à votre prochain blocage. Notez-le alors de nouveau dans votre carnet (étape 4), etc.

Vous devez faire ce comptage dans toutes les situations de parole, y compris au téléphone.

Tout programme de traitement du bégaiement devrait inclure **la réduction des peurs associées à des**

mots et des situations puisqu'elles constituent une grande part des problèmes de toute personne bègue. Le seul moyen connu pour réduire les peurs est de s'y confronter directement. Vous devez maintenant vous jeter délibérément dans les situations et les mots que vous redoutez. Cela signifie passer des appels téléphoniques, parler à plusieurs employés dans les magasins, arrêter des passants et leur demander la direction de différents endroits, vous adresser à des groupes et vous confronter à toutes vos autres situations redoutées. Commencez toujours chaque situation de parole par : « Je m'appelle _____. Je suis bègue et je travaille pour améliorer ma parole. » Maintenez le contact visuel avec votre interlocuteur et comptez tous vos blocages. Vous allez vous apercevoir que les gens sont vraiment très gentils et serviables lorsque vous avez établi votre environnement « stutter friendly » en annonçant votre bégaiement. Pour extérioriser votre bégaiement, comptabilisez effectivement vos blocages, développez un bon contact visuel et réduisez votre peur de mots ou situations. Vous devez faire au moins 100 appels téléphoniques et parler 100 fois ou plus en face à face.

Vous êtes maintenant prêt pour apprendre des **Techniques de Conduite** pour développer le contrôle de votre bégaiement de manière à ce qu'il ne vous contrôle plus. La technique que presque toutes les personnes bègues trouvent la plus efficace est la *prolongation*. La prolongation consiste à commencer le premier son du mot avec un contact très léger entre les articulateurs (pas de contraction excessive des lèvres, dents, mâchoire ou cordes vocales) et de prolonger ou tenir ce premier son. Dites ensuite le reste du mot nettement et à un débit normal. Assurez-vous de ne pas prolonger le deuxième ou les autres sons du mot, sauf si vous bloquez sur eux. Ne ralentissez pas le débit général de votre parole car il est très peu probable que votre bégaiement ait quelque chose à voir avec le fait de parler trop vite. Gardez en tête que la parole doit toujours être facile et aller de l'avant. Il vous faudra beaucoup d'entraînement pour maîtriser cette technique de prolongation. Prolonger le premier son de chaque mot en lisant à haute voix, d'abord seul puis pour une autre personne (de façon à avoir un vrai bégaiement), est un excellent moyen pour s'exercer. Vous devrez pratiquer la prolongation dans plusieurs situations à l'extérieur et au téléphone. Bien sûr, dès que vous commencez à utiliser vos techniques de conduite, vous abandonnez celle du comptage. Le «pull-out» est une autre excellente technique, connue aussi sous le nom de «correction durant le blocage» ou dérapage contrôlé. Lorsque vous êtes «coincé dans un blocage», vous devez prendre le contrôle durant ce blocage en relâchant intentionnellement ce qui est tendu, en changeant la tension en un contact léger et en continuant à avancer à travers le mot.

Je me permets aussi de vous conseiller d'envisager quelques **changements de style de vie** tels que :

1. **Votre organisation personnelle :** en structurant et en organisant votre routine quotidienne, vos capacités cognitives vont se développer pour une meilleure gestion de votre bégaiement.

2. **Votre apparence :** adoptez une allure dynamique, un sourire amical et apportez peut-être même quelques changements à votre coiffure et à votre style vestimentaire.

3. **Les relations sociales et interpersonnelles** : développez une vie sociale active pour vous aider à maintenir le contrôle de votre bégaiement. Rejoignez des clubs tels que les « Toastmasters » ou les « Toastmixers » *(clubs d'entraînement à la prise de parole en public -ndt)*. Prenez des cours de prise de parole en public. Les humains sont des « animaux grégaires » et il est important que le bègue apprenne à « courir avec la meute ».

4. **Votre santé :** Une bonne forme physique et un régime sain améliorent la qualité de vie. Nous

savons que les personnes bègues ont plus de difficultés à contrôler leur bégaiement quand elles ne sont pas en bonne santé.

5. **Prenez votre vie en main**. C'est primordial. Vous bégayez et c'est votre problème. Ne blâmez pas les autres. Fixez-vous l'objectif d'être un gagnant, pas un perdant.

L'expérience montre que les personnes bègues qui s'en sortent le mieux avec leur bégaiement sont aussi celles qui ont fait des changements majeurs dans leur style de vie.

Le programme résumé ici peut paraître une tâche insurmontable mais le bégaiement est un adversaire redoutable et le traitement doit être à la hauteur et même dépasser la taille du problème. Vous qui vous confrontez à cet adversaire et le surmontez, vous avez ma profonde admiration et mon plus grand respect.

Je vous souhaite le meilleur dans la poursuite de cette aventure qu'on appelle *la vie*.

Chapitre 3

Bégaiement : ce que vous pouvez y faire

Margaret Rainey

Je souhaite profondément pouvoir toucher chaque bègue dans le monde pour lui raconter l'histoire que je vais relater ici. Hier soir, en tant que clinicienne de la parole, j'ai fait une intervention devant une assemblée de personnes qui étaient extrêmement intéressées par les personnes bègues et la nature du bégaiement. Ce matin, alors que je suis assise en train de boire mon café et que les souvenirs et mon expérience de cette soirée sont encore vivaces, je veux partager mes sentiments et mes connaissances avec autant de personnes bègues que possible.

Il est intéressant de savoir que je n'avais absolument pas peur de cet auditoire. Je ne redoutais pas de voir apparaître ces monstres terrifiants qui pointaient autrefois leur tête horrible et étranglaient mes mots et même mes pensées. Oui, je suis bègue et j'espère que cela aidera tout bègue qui lira ces lignes de savoir que mon bégaiement était si sévère que je ne pouvais pas aligner deux mots jusqu'à l'âge de 24 ans. Est-ce que je bégaie toujours ? Oh ! Bien sûr, je dis que je suis bègue parce que j'ai toujours des petites interruptions de temps en temps dans ma parole. Mais, il y a une autre raison bien plus importante pour que je dise encore cela : je n'essaie plus de le cacher ! J'ai appris depuis longtemps que plus j'essayais de camoufler mon bégaiement, plus je bégayais sévèrement. C'était un cercle vicieux dont je voulais sortir. Donc, j'en suis sortie !

Comment ? J'ai arrêté de bégayer sévèrement en faisant beaucoup moins d'efforts que lorsque j'essayais d'arrêter en m'y prenant mal. Ces mauvaises façons de s'y prendre consistaient à essayer de le fuir, de le cacher et de l'oublier. Je faisais

> J'ai appris depuis longtemps que plus j'essayais de camoufler mon bégaiement, plus je bégayais sévèrement.

l'erreur d'utiliser tous les trucs possibles pour prétendre parler normalement mais aucun de ces trucs ne fonctionnait longtemps. J'accumulais les échecs et, après des années d'agonie, j'ai finalement découvert qu'il était temps de faire face. Pourquoi continuer plus longtemps à essayer d'éviter et camoufler le bégaiement ? Qui essayais-je de tromper ? Je savais que je bégayais et ceux qui m'écoutaient le savaient aussi. J'ai finalement pris le temps de me demander pourquoi je devrais continuer à si mal combattre mes vieux sentiments destructeurs. J'ai entrepris d'observer ces sentiments et quand j'ai commencé à les accepter ainsi que mon bégaiement, j'ai également commencé à réussir à parler. Ce qui est intéressant, c'est de voir combien mes vieilles habitudes de lutte étaient difficiles à abandonner. C'était comme si je tenais un tigre enragé par la queue et que je n'osais pas le lâcher.

J'ai parlé droit au cœur de cet excellent auditoire hier soir et je n'ai pas mâché mes mots. Personne ne devrait mâcher ses mots lorsqu'on parle du bégaiement. Ce problème est trop vital pour être traité autrement qu'avec honnêteté. A la fin de la séance, j'étais en train de rassembler mes notes lorsqu'en levant les yeux j'ai vu devant moi un jeune homme qui essayait désespérément de me dire quelque chose. Nous nous sommes serré la main et j'ai écouté et attendu. Son bégaiement était sévère, si sévère qu'il n'osait apparemment pas se présenter. Nous nous sommes assis, afin d'être aussi à l'aise que possible et, avec sa manière particulière de parler, il m'a posé des questions pertinentes sur lui et son bégaiement.

La première question du jeune homme était de savoir s'il existait une cause physique pour son bégaiement. Il m'a expliqué qu'à l'âge de 5 ans il avait été renversé par une voiture et qu'il en avait gardé une cicatrice dans le cou. Il se demandait quelle autre raison l'empêchait de sortir ses mots avec fluidité. Etre percuté par une voiture est bien sûr un événement traumatisant mais j'ai dit à ce jeune homme que ses vraies cicatrices étaient psychologiques et que la marque physique sur son cou était seulement superficielle. Il était très désireux de savoir en quoi consistaient ces cicatrices psychologiques et de mon côté je brûlais de lui dire qu'il le savait mieux que moi. « Vous trouverez les réponses en vous-même et dans l'observation attentive de votre type de bégaiement. »

Ce jeune homme sincère a posé une question viscérale que toutes les personnes bègues se posent : « Qu'est-ce que les gens pensent de moi ? » Il m'a dit qu'il était fatigué des rires et du ridicule.

Il était de loin son pire critique.

J'ai essayé de lui expliquer que, dans une large mesure, il mettait la charrue avant les bœufs et que la question la plus importante qu'il devait approfondir était *ce qu'il pensait de lui-même*. Je lui ai fortement suggéré qu'il était de loin son pire juge et que cela durait depuis des années. Mais je lui ai dit aussi qu'il avait vécu la majeure partie de sa « vie parlée » en fonction des opinions et des erreurs de jugement des autres.

« C'est ton boulot », ai-je insisté, « d'aider les autres à comprendre. Il n'y a rien de tel que la compréhension pour l'acceptation des différences. Aide ceux qui parlent normalement à comprendre que ce qu'ils font aux personnes bègues part d'une bonne intention mais est mauvais.» Je lui ai expliqué que nous savions tous les deux que le bégaiement est en fait un comportement différent et que, de manière réaliste, nous ne pouvions pas attendre d'une personne qui n'a jamais eu ce problème qu'elle sache comment faire lorsqu'elle y est confrontée.

J'ai poursuivi cette explication parce qu'il écoutait attentivement.

> Quand ton interlocuteur détourne le regard, c'est parce qu'il pense que tu *veux* qu'il regarde ailleurs.

« Quand ton interlocuteur détourne le regard, c'est parce qu'il pense que tu *veux* qu'il regarde ailleurs. Demande-lui de ne pas le faire. C'est aussi simple que ça ! Quand un interlocuteur a un rire gêné, cela peut t'aider énormément de réaliser que c'est sa gêne, pas la tienne. N'endosse pas les problèmes des autres, tu en as déjà bien assez de ton côté ! »

Nous sommes tous les deux tombés d'accord pour dire que celui qui écoute une personne bègue devrait simplement réagir comme si c'était une personne normale avec une manière spéciale et intéressante de parler. C'est ainsi que les personnes bègues *veulent* être traitées, mais elles ne le demandent jamais. Je lui ai d'ailleurs dit que je me sentirais plus à l'aise s'il me regardait lorsque nous parlions et il est intéressant de constater que, quand il a commencé à me regarder, il a lutté de moins en moins.

C'était mon tour à présent de poser une question et je lui ai demandé s'il pensait ou non avoir suffisamment souffert de se sentir inférieur. Je lui ai indiqué que son univers d'angoisse ne provenait pas seulement de sa parole hésitante. Ses attitudes vis-à-vis de lui-même, de son interlocuteur et de sa parole étaient importantes. N'avait-il pas assez lutté et en vain pour prétendre du mieux qu'il pouvait ne pas être bègue ? Il fallait qu'il arrête de se battre contre des fantômes ! C'étaient *ses* fantômes, pas ses vrais interlocuteurs. Je lui ai dit que sa peur du bégaiement était la raison principale pour laquelle il bégayait. Il a semblé comprendre.

Je lui ai posé une autre question. « A quand remonte la dernière fois où tu as discuté de ton bégaiement avec quelqu'un ? » Il m'a dit qu'il n'en avait jamais parlé à personne. « Tu sais, » ai-je répondu, « de même que le contact visuel durant la conversation est l'un des moyens les plus importants pour dire à l'autre que tu as quelque chose à communiquer, parler ouvertement de ton bégaiement et de ce que tu ressens est tout aussi important. » L'une des plus grosses erreurs que font les personnes bègues mais aussi celles qui parlent normalement est de considérer que ce problème est un sujet tabou.

J'ai expliqué à ce beau garçon (qui s'était décrit comme repoussant) qu'il n'existait pas deux personnes qui bégayaient de la même façon. Pourtant, tous les sujets bègues ont en commun deux sentiments très puissants et très inhibants : la Peur et l'Anxiété. C'est là que repose le cœur du problème. Si la peur du bégaiement peut être réduite, alors le bégaiement lui-même peut à coup sûr être réduit.

Il voulait savoir s'il guérirait un jour. Toutes les personnes bègues recherchent la pilule magique. Je lui ai dit qu'une « guérison » était rare, mais pas impossible. « Mais cela ne signifie pas que tu dois lutter toute ta vie pour parler. Pourquoi te battre si âprement avec les mots ? Tu luttes même entre les mots », lui ai-je fait remarquer « Tu dois être épuisé ! » Il a reconnu qu'il l'était. Je lui ai alors dit une chose qui l'a fait réfléchir : « Ne fais pas l'erreur d'essayer de rivaliser avec les autres. Rivalise avec toi-même, de jour en jour, d'une situation de parole à une situation de parole et d'un mot à un mot. Rivaliser avec toi-même signifie que tu apprends à comprendre et à affronter les peurs qui entourent ta parole. »

Le jeune homme m'a dit qu'il ne savait pas où trouver de l'aide pour se débarrasser de son bégaiement.

Je lui ai répondu que ce serait l'idéal s'il pouvait trouver un endroit et je lui ai cité quelques cliniques universitaires où des praticiens hautement qualifiés avec une grande empathie travaillent avec des personnes bègues. Mais j'ai aussi insisté sur le fait qu'il pouvait être son propre thérapeute. Il n'a pas saisi cette idée immédiatement et je lui ai donné quelques suggestions concrètes.

« Quand un problème existe, » ai-je expliqué, « la première chose à faire est de l'examiner attentivement dans l'espoir de découvrir ce qui ne va pas. » Je lui ai dit que l'une des choses les plus constructives qu'il pouvait faire était de s'observer plusieurs fois par jour dans un miroir lorsqu'il parlait. Bien que ce soit difficile à faire au début, il n'y a rien d'aussi thérapeutique que la confrontation avec soi-même. « Sois aussi objectif que possible. » Je me suis rendu compte que je le suppliais presque. « Regarde et écoute attentivement, et trouve ce que tu fais lorsque tu bégayes. Et lorsque tu auras trouvé, refuse de le refaire. Plus facile à dire qu'à faire ? Oui ! Mais tous les efforts que tu feras en valent la peine. Lorsque tu commences à t'accepter réellement comme la personne bègue que tu es, tu es sur le bon chemin pour une parole plus facile et un esprit plus tranquille. » Je lui ai aussi suggéré qu'il prenne avec lui un dictaphone et qu'il ouvre grand les oreilles pour s'écouter. Il découvrirait vite que 90% de son bégaiement est en fait dû à des comportements qui ont rendu son bégaiement non pas moins mais plus sévère.

Le travail à faire est de penser et de travailler d'une manière positive. Cela implique de réaliser que ces mouvements de tête, clignements d'yeux, claquements de langue, reports de mots redoutés, substitutions de mots craints par d'autres et les mille et une manières apprises pour « ne pas bégayer » n'aident pas à sortir les mots. Au contraire, ils empêchent de les dire fermement, énergiquement et avec fluence.

« Ces blocages peuvent aujourd'hui faire figure de monstres pour toi, mais tu peux les changer en vulgaires épouvantails. Attaque-les ! Tu dois refuser de laisser tes

mots et tes peurs te contrôler. Souviens-toi qu'un échec mène à
un autre et que tu seras vraiment

Souviens-toi que le succès appelle le succès.

pris au piège si tu te laisses prendre dans la toile de l'ignorance de ce qui est derrière les symptômes de ton bégaiement. » Il écoutait attentivement.

« Tu dois savoir et te souvenir que le succès appelle le succès et que l'apitoiement ne te mènera nulle part ! »

Oui, il écoutait toujours attentivement et semblait absorber mes messages. Est-ce qu'il faut se sortir les tripes pour travailler sur soi-même ? Et comment ! Est-ce que se sortir les tripes est payant ? Et comment !

Mes derniers mots à ce jeune homme, auprès de qui je pense avoir eu raison de m'investir, ont été : « Essaie ! Tu vas adorer ! … Et donne-moi des nouvelles. »

Et maintenant, cinq tasses de café plus tard, j'espère de nouveau avoir touché et aidé une autre personne bègue à se prendre en main.

Chapitre 4

Les deux faces de la pièce

Hugo H. Gregory

Enfant, j'ai grandi avec un problème de bégaiement. A l'âge de 14 puis 16 ans, j'ai suivi une thérapie durant deux camps d'été de six semaines. J'ai fait mes études universitaires dans le domaine des troubles de la parole et du langage, domaine dans lequel j'ai mené ensuite ma carrière professionnelle. Je veux partager avec vous quelques-unes des choses les plus importantes que j'ai apprises sur le traitement du bégaiement, en utilisant comme cadre de référence ma propre expérience durant ces différentes périodes de ma vie.

Comme de nombreux adolescents et adultes que j'ai connus durant ma vie professionnelle, l'objectif de ma thérapie était d'arrêter de bégayer et de parler normalement. C'était une envie très naturelle, si l'on considère la frustration et la gêne associées à ce problème. Le traitement consistait à rester silencieux (pas de conversation) durant les périodes où on travaillait les syllabes, les mots et les phrases et où on apprenait des moyens pour contrôler et éliminer le bégaiement.

Je ne connaissais pas de personnes ayant des accidents de parole. Dans ce que nous appelions « analyse de mots », nous apprenions une règle pour la production de chaque consonne et, quand nous disions un mot, nous pensions à la règle qui s'appliquait à la console initiale. Par exemple, la règle pour « b », une consonne sonore, était « commencez la voix sous la langue et faites un mouvement doux vers la voyelle suivante » ; pour « p », une consonne sourde, « commencez la voix au-dessus de la langue, etc. » Dans l'analyse de mots, les transitions entre les sons étaient très douces, mais les mots étaient prononcés un par un. J'ai écrit chez moi pour dire que je désapprenais les vieilles habitudes de bégaiement et apprenais une nouvelle manière de parler. Après deux semaines, nous étions autorisés à parler en utilisant l'analyse de mots. A une fille, à qui jusqu'à présent j'écrivais des notes en silence, j'étais maintenant capable de dire : « P-A-T, A-I-M-E-R-A-I-S T-U A-L-L-E-R A-U C-I-N-E-M-A S-A-M-E-D-I S-O-I-R ? » Après ce premier week-end, nous n'avions pas le droit de nous parler durant presque deux semaines. J'ai écrit d'autres petits mots à Pat et me suis exercé au phrasé avec un manuel de phrases. Dans le phrasé, seul le premier mot de la phrase était analysé. J'étais capable de dire : « Pat / aimerais-tu aller / dîner / à l'hôtel Biltmore / samedi soir ? » En plus de l'amélioration de ma parole, j'avais nettement progressé en deux semaines en passant du cinéma à un dîner dans un hôtel chic. C'était très excitant pour un garçon de quinze ans !

C'était ma première rencontre avec ce que nous désignons maintenant comme l'approche thérapeutique du « parler avec plus de fluence ». Aucune ou peu d'attention n'était donnée à l'observation de la manière dont ma parole était perturbée par le blocage des cordes vocales ou le pincement des lèvres ou encore la forte poussée exercée pour sortir des mots commençant par « P » ou « B ». L'accent était mis sur le remplacement du bégaiement par l'analyse de mots et le phrasé.

Bien que je me sois exercé consciencieusement chaque jour en appliquant mes règles sur les mots et les phrases et en m'ouvrant davantage aux autres sur le travail que je faisais sur ma parole, plusieurs mois après être retourné chez moi, j'ai commencé à avoir beaucoup plus de problèmes. Pourtant, comme la plupart des personnes bègues que j'ai connues, toute thérapie est bonne dans une certaine mesure et cela a été également vrai pour moi. Je n'ai jamais eu ensuite autant de difficultés qu'avant ce premier été.

Un an plus tard, lorsque je suis revenu pour réviser les méthodes de l'analyse de mots et du phrasé, j'ai commencé à réaliser que je m'étais concentré sur l'aspect « parole » de la thérapie et que j'étais passé à côté d'une grande partie de ce qui touchait à l'attitude. Je me suis souvenu que les cliniciens avaient parlé de la manière dont les gens qui bégaient deviennent sensibles à la fluence de leur parole. J'ai commencé à voir que lorsque je bégayais, j'étais très dur avec moi-même !

Plus tard à l'Université, les idées de Wendell Johnson m'ont aidé à comprendre que je ne devais pas chercher à m'évaluer comme « bègue ou non bègue ». J'ai commencé à me voir de plus en plus comme une personne qui bégayait parfois lorsqu'elle parlait. J'ai réalisé que je traversais un processus de changement. J'ai vu aussi plus clairement que c'était à moi de prendre la responsabilité de mettre les autres à l'aise. Puisque je faisais quelque chose de constructif, je pouvais plus sourire de mes difficultés. Quand j'étais plus à l'aise, je bégayais moins et sentais que les autres autour de moi étaient aussi plus à l'aise. Durant ma seconde année à l'université, les écrits de Charles Van Riper m'ont incité à utiliser le bégaiement volontaire. En gardant un bon contact visuel avec mon interlocuteur lorsque je me présentais, j'étais capable de dire « Je suis Hugo

> J'ai réalisé que je n'avais pas à craindre tant que ça le bégaiement si j'étais prêt à le faire exprès !

Gre-Greeegory », en variant la manière dont je simulais le bégaiement. J'ai réalisé que je n'avais pas à craindre tant que ça le bégaiement si j'étais prêt à le faire exprès ! Rapidement, mon appréhension pour me présenter a commencé à diminuer de plus en plus. J'utilisais le bégaiement volontaire dans de nombreuses situations. Ces idées naissantes sur les aspects comportementaux de la thérapie du bégaiement ont été développées lorsque j'ai aidé d'autres personnes qui bégayaient à comprendre que leur thérapie est un processus pas à pas incluant **à la fois** un changement d'attitude **et** de parole.

Lorsque je suis allé à la Northwestern University pour étudier « la correction de la parole », nom sous lequel la pathologie de la parole était connue à cette époque, j'ai réalisé que certaines des lectures que j'avais faites et certaines de mes propres expériences, comme l'utilisation du bégaiement volontaire, m'avaient préparé à comprendre un nouveau modèle de thérapie appelé « bégayer plus facilement ». L'objectif de cette méthode était de réduire les tendances à bloquer et éviter la disfluence en observant, analysant et modifiant le bégaiement, c'est-à-dire apprendre à bégayer plus tranquillement mais pas à le stopper ! Dans le cadre de ma propre auto-thérapie, j'ai commencé à étudier davantage mon bégaiement et j'ai appris à modifier mes bégayages, tout d'abord en revenant immédiatement en arrière pour dire un mot d'une manière différente et plus relâchée, en modifiant ensuite les bégayages par le relâchement de la tension et en continuant à avancer plus doucement et tranquillement.

A ce stade, j'avais été bien aidé par cette thérapie basée sur les deux approches « parler plus facilement » et « bégayer plus facilement. » J'étais capable d'utiliser des attaques relâchées avec du phrasé. J'étais prêt à modifier ma parole juste après un bégayage ou même durant cette occurrence. Tout comme je l'ai constaté sur de nombreuses personnes durant leur thérapie, ma confiance en moi lorsque je parlais continuait à augmenter tandis que j'explorais et changeais non seulement mon bégaiement mais aussi ma parole en général !

En progressant dans ma vie professionnelle, j'ai commencé à reconnaître les inadéquations d'un programme thérapeutique basé soit sur une approche d'évitement/réduction du bégaiement, soit sur un modèle d'amélioration directe de la fluence. L'approche du « bégayer plus facilement » peut déboucher sur une parole post-thérapie pas aussi fluente qu'elle pourrait l'être. D'un autre côté, construire la fluidité peut conduire à ne pas réduire la peur du bégaiement autant qu'on le souhaiterait. J'ai donc commencé à combiner les deux méthodes dans mon travail avec les autres, de la même manière que je l'avais fait pour ma propre thérapie. J'ai amené les adolescents et les adultes qui bégaient à observer leur bégaiement en le changeant et en le modifiant. La personne

> Réduire la sensibilité au bégaiement est une face de la pièce, l'autre face étant la construction de la fluence.

apprend à bégayer de manière beaucoup plus décontractée par des démarrages de parole plus relâchés, des transitions douces entre les mots, des pauses plus adéquates entre les phrases et la résistance à la pression du temps. Dans ma pratique clinique et mon enseignement, j'appelais cela travailler **sur les deux faces de la pièce** : réduire la sensibilité au bégaiement et à la disfluence en général est une face de la pièce, l'autre face étant la construction de la fluence. J'ai adopté un geste montrant la paume de ma main comme la réduction de la sensibilité au bégaiement et le dos de ma main comme la construction de la fluidité et je soulignais la nécessité de faire les deux à la fois en tournant alternativement la main d'un côté et de l'autre !

En me référant à ces expériences personnelles et professionnelles, j'ai aidé mes patients à faire les choses suivantes :

1. **écouter et regarder** leur propre bégaiement (en utilisant des enregistrements audio et vidéo), pour constater progressivement qu'ils pouvaient réduire la tension induite, étant ainsi capables de bégayer en « pleine tension » ou à « 50% de tension ». Les patients avaient besoin d'une aide considérable pour cet exercice négatif qui doit se pratiquer uniquement durant les séances de thérapie, seul à la maison ou bien avec une personne avec laquelle ils se sentent à l'aise. Ils ont eu depuis leur enfance une tendance forte à dissimuler. Presque immédiatement, la plupart expriment un sentiment de soulagement qui vient du fait, comme aurait dit le Dr. Van Riper, qu'ils « touchent leur bégaiement ».

2. En me basant sur les observations faites sur chaque bégaiement individuel, j'aidais une personne à **réduire la tension** et à faire une approche plus adaptée, plus tranquille, plus relâchée d'une phrase, avec un mouvement plus doux entre les sons et les mots ; en faisant ensuite une pause à la fin de la phrase et en répétant le processus. En thérapie du bégaiement, cela est connu maintenant sous le terme d'ERA-SM (Easy Relaxed Approach Smooth Movement). Un objectif important pour les patients est de percevoir le contraste entre l'ERASM et la tension et la fragmentation de leur phrasé habituel, et d'observer ce qu'elles font.

3. **Pour résister à la pression du temps** dans la communication, ce qui est un problème pour tout le monde, mais encore plus pour les personnes qui bégaient qui sont dans une insécurité totale pour le démarrage et la continuation de leur parole, j'enseignais la réponse différée. A partir du moment où les patients ont plus confiance pour commencer à parler, ils peuvent apprendre à retarder, en

comptant jusqu'à deux dans leur tête pour s'aider, par exemple avant de répondre à une question, de donner leur numéro de téléphone ou même entre leurs phrases lorsqu'ils parlent.

4. Les patients apprennent aussi à **utiliser la disfluence volontaire**, en ajoutant des disfluences normales dans leur parole, « Je, Je, Je » « vous ai, vous ai » « C'est euh euh euh un avion » « c'est euh euh Superman. » Quand une personne commence à maîtriser les disfluences volontaires, je la défie d'ajouter plus de « vrai bégaiement » dans sa parole. Cela aide évidemment à faire disparaître la peur du bégaiement et de la disfluence. Beaucoup de personnes qui bégaient n'ont jamais pensé que tous les orateurs sont disfluents de temps en temps.

5. Durant toute la durée du traitement, j'insiste sur le fait que les activités thérapeutiques n'aident pas seulement à réduire le bégaiement mais permettent aussi à la personne d'être **un meilleur locuteur que la moyenne,** même s'il peut y avoir occasionnellement du bégaiement. Dans cet ordre d'idées, le dernier objectif est d'introduire des modulations dans la parole en variant la longueur des phrases, le débit, le volume et la tonalité, etc. L'ERA-SM se modifie au fur et à mesure de la thérapie, se transformant en une parole simplement plus détendue. Surveiller sa parole ne doit pas être vu seulement comme une corvée mais comme une opportunité d'apprendre les nombreuses choses qu'une personne peut faire avec son mécanisme phonatoire. Le self-control est impliqué dans tous les comportements appris ! Les meilleurs orateurs sont capables d'avoir en tête la manière dont ils parlent, aussi bien que ce qu'ils disent. Cependant, lorsque des nouveaux réflexes sont acquis, cela nécessite moins d'attention.

Tous ces procédés pour modifier sa façon de parler sont d'abord pratiqués dans des situations de parole faciles et graduellement dans de plus difficiles. Enfin, comme chaque problème de bégaiement est différent, chaque personne doit résoudre ses propres problèmes en se concentrant sur certains sentiments, certaines croyances et expériences. Les personnes qui bégaient devraient voir qu'un changement efficace implique d'évaluer ce qu'elles font dans certaines situations, d'élaborer un plan pour la prochaine fois et de réitérer ces procédures d'auto évaluation et de changement.

Chapitre 5

Ce que vous pouvez faire pour vous aider

Lois A. Nelson

Si seulement vous pouviez parler sans bégayer ! Vous êtes peut-être frustré quand le bégaiement survient. Vous pouvez être découragé et en colère contre vous-même et le reste du monde. Rien de ce que vous essayez ne semble durablement efficace. Lorsqu'il est léger, le bégaiement peut être gênant. Lorsqu'il est à son paroxysme, il interfère grandement dans votre communication et dans votre vie. Les expériences passées ont peut-être renforcé chez vous la croyance que, quoi que vous fassiez, cela ne changera rien à la manière dont vous parlez. C'est là que vous vous trompez.

Il est possible de changer votre comportement lorsque vous bégayez. Pas magiquement. Pas en demandant aux autres de faire le changement pour vous. Les ingrédients du changement sont solidement enracinés dans la connaissance. Vous avez besoin d'information sur le **mécanisme de la parole fluente**. Vous avez besoin d'information sur **le trouble du bégaiement**. Et vous avez besoin d'expérimenter **plusieurs façons de bégayer**. Une tâche ardue sauf si vous avez un plan.

Pour commencer, **changez votre manière d'aborder le problème**. L'un des concepts les plus difficiles à saisir est celui-ci : le comportement qui se produit quand vous *essayez-de-ne-pas-bégayer* contribue à la sévérité du bégaiement. Essayez d'adopter le comportement contraire : *essayez de bégayer*. Familiarisez-vous avec ce que vous faites précisément lorsque vous bégayez, si vous voulez le changer. Trop difficile ? Vous voulez seulement que le bégaiement s'en aille – qu'il ne revienne plus jamais. C'est une réaction normale. Vous n'aimez pas répéter. Vous ne voulez pas entendre, voir ou ressentir physiquement le bégaiement. Les expériences où vous vous sentez « coincé » sont frustrantes et peut-être terrifiantes. Les tremblements dans vos lèvres ou votre gorge peuvent faire surgir des bouffées de panique. C'est un travail difficile. Plus dur que ce que vous n'avez jamais fait. C'est moins effrayant d'étudier et d'analyser le bégaiement avec l'accompagnement d'un thérapeute. Mais vous pouvez faire ce « travail de changement » à petites doses en réalisant vous même une partie de cette identification et catégorisation de vos comportements. Ne vous laissez pas submerger. Demain est un autre jour. Il a fallu des années pour que votre bégaiement se développe et atteigne les niveaux et la forme particulière qu'il a aujourd'hui. Le processus pour découvrir votre modèle de comportement disfluent et le changer prend aussi du temps.

D'abord, étudiez **comment la parole fluente est produite.** Vous devez comprendre la manière dont l'acte de parler est physiquement produit. Parfois les explications données sont inappropriées parce que, dans sa volonté de simplifier et d'être concis, l'auteur omet des informations. Trouvez un livre dans une bibliothèque. Cherchez des explications sur la manière dont la simple respiration pour vivre et celle pour parler fonctionnent et diffèrent. Asseyez-vous calmement. Concentrez-vous sur votre respiration naturelle. Observez comment l'air entre et sort de votre bouche. Quand vous commencez à parler, une partie du processus change. Observez comme la voix commence tranquillement et doucement quand vous êtes relaxé et que vous ne vous pressez pas. Remarquez comme vos lèvres, votre langue et votre mâchoire inférieure bougent pour transformer l'air et la voix en sons. Sentez comme vous pouvez évoluer doucement à travers un mot et aller d'un mot à l'autre sans vous arrêter. C'est cela la fluence, au moins en partie. Pensez au nombre de mots que vous pouvez dire confortablement dans une phrase sans manquer d'air. Concentrez-vous sur la vitesse de votre parole. Dans une phrase, certains mots sont dits rapidement; d'autres sont dits plus lentement pour donner plus de sens au message. La tonalité de votre voix part dans les aigus quand vous posez une question

Ne vous contentez pas d'apprécier la fluence lorsqu'elle survient. Apprenez d'elle.

et les graves augmentent lorsque vous êtes en colère. Quand vous parlez avec fluence, plusieurs actions physiques se produisent de manière coordonnée et séquencée. C'est l'une des clefs. Etudiez ces actions. Parler avec fluence est un nouveau comportement que vous essayez d'adopter. Vous avez donc besoin d'avoir une conscience forte du modèle de fluence. Observez les autres lorsqu'ils parlent avec fluence et observez-vous. Prenez des notes. Ne vous contentez pas d'apprécier la fluence lorsqu'elle survient. Apprenez d'elle. Comment sonne la parole fluente, à quoi ressemble-t-elle, comment la percevez-vous dans votre corps ? Quelles émotions ressentez-vous ?

Deuxièmement, **étudiez le comportement**. Choisissez un livre d'introduction à la psychologie. Lisez les chapitres traitant des stimuli et des réponses et de la manière dont ils sont chaînés. Apprenez comment le comportement peut être renforcé ou affaibli, ou contre-conditionné. Le comportement du bégaiement est bien sûr complexe mais, comme d'autres comportements, il est prévisible ou obéit à certaines lois. Il est moins difficile que vous ne le pensez de façonner le bégaiement. Le bégaiement est prévisible. Il peut être modifié en appliquant ce que vous appris de votre étude du comportement. Intégrez ce savoir au plan de thérapie que vous élaborez.

Troisièmement, **informez-vous sur la nature du bégaiement**. Beaucoup de choses déjà écrites peuvent réduire son mystère pour vous. Des experts ont décrit les caractéristiques parlées du bégaiement (les répétitions, les prolongations, l'interruption du flux d'air, de la voix ou du mouvement); les comportements associés (comme les tics de la mâchoire, les clignements d'yeux, le fait de dire « hum » ou « bien »); les sentiments ou attitudes typiques; comment le bégaiement se développe avec le temps, ce qui est connu sur ses causes, etc. A vous de choisir l'étendue de cette connaissance. Laissez-vous guider par votre niveau d'intérêt et votre désir de devenir aussi objectif et rationnel que possible sur ce trouble.

> Devenez aussi objectif et rationnel que possible sur ce trouble.

Quatrièmement, **développez votre capacité à analyser en détail le bégaiement**. L'analyse ne consiste pas à compter vos moments de bégaiement. Déterminez plutôt quelles sortes de comportement de bégaiement vous avez, comme les répétitions, les prolongations ou l'interruption d'air, de voix ou de mouvement. Est-ce que plusieurs types de comportement s'enchaînent ? Y'a-t-il un modèle ? Prenez des notes. Par exemple, simplement observer que vous répétez n'est pas suffisamment descriptif pour vous aider par la suite. Demandez-vous quelle unité de son est répétée : un son ? Une syllabe ? Un mot ? Combien de fois une syllabe est-elle répétée quand vous bégayez légèrement ? Et quand vous bégayez sévèrement ? A quel endroit dans le mot se produit la répétition ? Au début ? Plus loin dans le mot ? Lorsque le débit est élevé ? Est-ce que la répétition est faite sans effort ? Examinez avec ce même niveau de détail chaque type de bégaiement que vous faites.

Cinquièmement, **développez votre aptitude à surmonter le moment de bégaiement lui-même.** Appuyez-vous sur vos capacités d'analyse. Faites en sorte de vous focaliser sur le bégaiement lorsqu'il survient dans l'instant *présent*. Revivre les difficultés *passées* ou anticiper un échec *futur* ne vous est d'aucune aide à cette étape du « travail de changement ». Le résidu de ces émotions négatives fournit peu d'indices pour surmonter effectivement le bégaiement, tel qu'il se produit *maintenant*. En même temps que vous apprenez à écouter, à voir et à ressentir physiquement le bégaiement, continuez à vous demander : « qu'est-ce qui s'est passé exactement ? » Et « Qu'est-ce que j'ai fait ensuite ? » et « Qu'est-ce qui en a résulté ? » Traquez les conséquences de vos actions. Notez ce que vous avez découvert.

Expérimentez le bégaiement. Choisissez un mot. Ensuite, dites ce mot en retenant votre respiration. Avec un peu de chance, vous verrez que c'est impossible. Mais vous pouvez changer cette action de « retenir votre respiration » tout comme vous êtes capable de changer d'autres comportements de bégaiement. Comment ? Repensez à la façon dont le mot est dit normalement. *Concentrez-vous sur la sensation de mouvement, de geste.* Représentez-vous clairement ce mot dit normalement. Vous pouvez changer considérablement si vous savez clairement **ce que vous faites et ce que vous essayez de faire.**

Est-ce que cet exercice de « retenue de la respiration » et tout autre bégaiement produit volontairement vont vous faire perdre le contrôle ? Provisoirement, c'est possible. Voici comment surmonter cela. Exercez-vous en produisant des types de bégaiement plus légers. Vous pouvez alors immédiatement arrêter de retenir votre respiration en

« la laissant aller ». Ne finissez pas le mot. Arrêtez-vous simplement. Calmez-vous. Essayez de nouveau, un peu plus tard ou le lendemain. Restez autant que possible en contact avec le bégaiement, à petites doses. Faites des expériences similaires avec vos autres types de bégaiement.

Sixièmement, **comprenez vos émotions**. Consultez de nouveau votre livre de psychologie. Cherchez les passages qui parlent des émotions et de leur impact sur la performance et l'apprentissage. La peur et la gêne, deux émotions négatives assez courantes, sont connues pour interférer avec la capacité de se concentrer et de « performer » dans une activité. C'est vrai pour la parole comme pour le sport. Quel est le problème ? De telles émotions vous empêchent-elles d'entrer pleinement dans les situations ? L'information que vous retirerez de ces expériences de parole sera inappropriée et vous induira en erreur. En retour, vous commettrez des erreurs dans la résolution du problème et les changements souhaités dans votre parole ne se produiront pas.

Intégrez dans votre plan de thérapie des exercices pour vous désensibiliser au bégaiement et aux émotions perturbantes. Vous n'éliminerez pas totalement vos réactions aux événements qui déclenchent le stress chez vous mais vous pouvez apprendre à réduire votre niveau de stress jusqu'à ce que la communication soit plus gérable. C'est difficile d'essayer de parler et de mettre en oeuvre des stratégies tant que le bégaiement et la peur semblent incontrôlables. La plupart des personnes qui bégaient ont besoin des indications et du soutien d'un orthophoniste durant cet aspect du « travail de changement. »

Septièmement, **apprenez à résoudre efficacement les problèmes.** La procédure n'est pas compliquée. Trouvez à la bibliothèque un livre qui explique les étapes « pour résoudre un problème » et travaillez pour développer vos aptitudes en utilisant cette méthode. Appliquez-la aux changements que vous voulez faire dans votre comportement de bégaiement. La résolution de problèmes est une façon logique et objective de les examiner et de trouver des solutions. Agir par tâtonnement vous fait perdre votre temps et votre énergie. Ce n'est pas productif.

Huitièmement, **examinez la possibilité que vous ayez deux problèmes de fluence : le bégaiement et le bredouillement**. Plus de la moitié des personnes qui bégaient ont les deux. Est-ce que c'est vraiment important ? Absolument. Votre programme thérapeutique doit être revu pour intégrer des stratégies traitant les deux aspects, s'ils existent. Sinon, le bégaiement s'améliore très peu.

Voici un indice. Dans le bégaiement, vous savez ce que vous voulez dire mais vous ne pouvez pas commencer le mot. Est-ce que le bégaiement survient lorsque vous parlez trop vite, lorsque vous avez des difficultés à trouver les mots ou des difficultés à organiser vos pensées ? Est-ce que plusieurs idées traversent votre esprit mais se perdent avant que celle que vous voulez exprimer soit fixée ? Pour un adolescent ou même un adulte, il n'est pas facile de déterminer si l'on bredouille en plus de bégayer. Le bredouillement peut être masqué par un bégaiement sévère et un comportement de lutte. Attendez-vous à ce que les problèmes qui surviennent dans le bredouillement varient en forme et en intensité tout comme cela se produit pour le bégaiement.

Voici une stratégie pour surmonter le bredouillement : ralentissez votre débit pour vous donner plus de temps pour organiser vos pensées et trouver vos mots. Vous pourrez alors vous occuper du message de la parole aussi bien que de son mécanisme.

Est-ce que c'est tout ? Bien sûr que non. Ceci est une charpente sur laquelle vous pouvez construire. C'est un minimum d'information et d'expériences qui peuvent vous permettre de faire des changements dans votre parole et vos émotions. Pensez de manière positive. Vous pouvez faire plein de choses pour changer la manière dont vous parlez et ce que vous pensez de votre parole.

Les résultats valent le temps et l'effort que vous y mettrez.

Bonne chance dans votre quête pour atteindre vos buts.

Chapitre 6

Message pour une personne bègue

Joseph G. Sheehan

Si ton expérience de bègue est comparable à la mienne, tu as passé une bonne partie de ta vie à entendre des suggestions telles que : « détends-toi, pense à ce que tu veux dire, aies confiance, prends une bonne respiration,» ou même « parle avec des cailloux dans la bouche. » Tu sais maintenant que ces conseils ne sont d'aucune utilité; bien au contraire, ils ne font qu'empirer la situation.

Et il y a une bonne raison pour que ces trucs légendaires ne fonctionnent pas : ils impliquent que tu supprimes ton bégaiement, que tu le caches, que tu fasses quelque chose d'artificiel. Mais plus tu le caches, plus tu l'évites et plus tu bégaies.

Ton bégaiement est comme un iceberg. La partie au dessus de la surface, ce que les gens voient et entendent, est la partie la moins significative.

> Ton bégaiement est comme un iceberg.

La partie la plus cruciale, et de loin, se cache sous la surface – la honte, la peur, la culpabilité et toutes ces émotions qui nous envahissent lorsque nous tentons, sans y parvenir, de prononcer une simple phrase.

Tout comme moi, tu t'es probablement efforcé de garder la majeure partie de cet iceberg sous la surface. Malgré des blocages et des pauses trop longues pour que toi et ton interlocuteur puissiez les ignorer, tu as tenté de le dissimuler, de prétendre être un locuteur fluide. Tu n'en peux plus de jouer cette comédie. Car même lorsque tes béquilles fonctionnent, tu ne te sens pas bien d'y faire appel. Et lorsqu'elles te laissent tomber, tu te sens encore plus mal. Malgré cela, tu ne réalises probablement pas à quel point tes tentatives de camouflage et d'évitement ne font que t'enfermer davantage dans le cercle vicieux du bégaiement.

La preuve a été faite dans des laboratoires de psychologie et d'étude de la parole que le bégaiement est un conflit, un conflit bien spécial, entre l'action d'aller de l'avant et celle de se retenir – un conflit de type "approche-évitement". Tu veux t'exprimer mais, à cause de la peur, tu es déchiré par une force contradictoire de retenue. Pour toi comme pour les autres bègues, cette peur a plusieurs sources et plusieurs degrés. La peur la plus immédiate et la plus influente est celle de bégayer; elle vient probablement en second après ce qui a au départ déclenché ton bégaiement.

Ta peur de bégayer repose largement sur ta honte et ta hantise du bégaiement. La peur découle également de cette étrange comédie que tu joues en prétendant que ton bégaiement n'existe pas. Si tu en as le courage, tu peux faire quelque chose contre cette peur. Tu peux être transparent vis-à-vis de ton bégaiement, l'exposer davantage. Tu peux apprendre à foncer et à parler, à te laisser aller malgré la présence de la peur. En d'autres mots, tu peux être toi-même. Tu te débarrasseras alors de l'insécurité qui survient toujours quand on veut se faire passer pour ce qu'on n'est pas. Tu réduiras la partie immergée de l'iceberg. Car il s'agit bien de la partie qui doit fondre en premier. En étant toi-même, en étant ouvert sur ton bégaiement, tu réduiras considérablement cette tension que tu subis.

Voici deux principes que tu peux utiliser à ton avantage une fois que tu les auras compris : (1) ton bégaiement ne te fait aucun mal; (2) ta fluence ne te fait pas du bien. Tu n'as pas à avoir honte de bégayer, pas plus que tu n'as de raison d'être fier lorsque tu parles de manière fluide.

La plupart des personnes bègues grimacent face à un blocage, le considérant comme un échec, un désordre. C'est pour cette raison qu'elles luttent âprement pour ne pas bégayer, ce qui les fera justement bégayer davantage. Elles s'emprisonnent elles-mêmes dans un cercle vicieux qu'on peut graphiquement décrire ainsi :

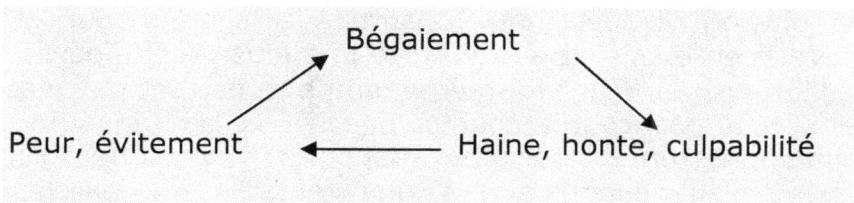

Bégaiement

Peur, évitement ← Haine, honte, culpabilité

Le bégaiement constitue une expérience bien personnelle. Tu n'as probablement pas rencontré beaucoup de personnes bègues et celles que tu as rencontrées ont dû s'efforcer d'éviter de bégayer. Tout comme il peut y avoir des personnes qui te connaissent, qui t'ont vu ou même entendu sans avoir réalisé que quelque chose n'allait pas dans ta parole, ceux qui partagent le même handicap que toi tenteront de le dissimuler. Pour cette raison, peu de gens réalisent qu'il y a aux États-Unis près d'1% de la population qui bégaie, que plus de trois millions de personnes bégaient. Que plusieurs personnages historiques avaient aussi ce problème dont Moïse, Démosthène, Charles Lamb, Charles Darwin et Charles 1er d'Angleterre. Plus récemment, George VI, Somerset Maugham, Marilyn Monroe, ainsi que des personnalités de la télévision comme Garry Moore et Jack Paar ont été, à un moment de leur vie, des personnes bègues. Comme tu le vois, ton problème de parole n'est pas si unique et tu n'es pas aussi isolé que tu le croyais !

Chaque adulte qui bégaie possède un style qui lui est particulier, composé d'astuces et de subterfuges qui sont conditionnés par la peur et qui sont devenus automatiques. Ils partagent pourtant tous le même trouble qu'ils appellent hésitation, handicap de la parole ou quoi que ce soit d'autre. *La façon* dont tu bégaies est terriblement importante. Tu n'as peut-être pas le choix de bégayer ou non; mais tu peux choisir ta façon de bégayer.

Tu peux choisir ta façon de bégayer.

Plusieurs bègues ont en effet constaté, comme je l'ai fait, qu'on peut bégayer plus facilement, avec peu de lutte et de tension. L'ouverture constitue le secret pour y arriver : en exposant à la surface une plus grande partie de l'iceberg, en étant toi-même, en ne te battant pas, en ne luttant pas contre chaque blocage et en regardant calmement ton interlocuteur dans les yeux. Une fois initiée, n'abandonne jamais une tentative de parole, n'évite jamais des mots, ne fuis pas les situations de parole qui se présentent à toi et prends l'initiative de parler, même si tu bégaies passablement. Tout cela est fondamental pour réussir à guérir du bégaiement.

Oui, tu peux t'en sortir. Aussi longtemps que tu accueilleras chaque moment de bégaiement avec honte, haine et culpabilité, tu ressentiras la peur et tu voudras éviter de parler. Cette peur, cet évitement et cette culpabilité ne pourront qu'engendrer encore plus de bégaiement, instaurant ainsi un cycle sans fin. La plupart des thérapies traditionnelles ont échoué à briser ce triangle vicieux justement parce qu'elles tentaient de prévenir ou d'éliminer l'apparition du bégaiement découlant de la peur. Tu réussiras mieux en réduisant ta honte, ta culpabilité et ta haine du bégaiement, lesquelles sont les causes immédiates de la peur. Parce que le bégaiement se perpétue en présence de ce triangle vicieux, nombreux sont les adultes qui pourraient réussir à parler avec plus d'aisance s'ils acceptaient leur bégaiement, demeuraient ouverts à son sujet et faisaient leur possible pour réduire la hantise qu'ils en ont.

Certaines personnes, une fois engagées sur la bonne voie, progresseront substantiellement d'elles-mêmes. D'autres auront besoin d'une thérapie plus élaborée et formalisée.

Le fait de bégayer ne signifie pas que tu es plus inadapté que ton voisin. Les recherches menées objectivement avec des méthodes modernes d'étude de la personnalité n'ont démontré aucun modèle type de personnalité chez les bègues, pas plus que des différences marquantes entre ceux qui bégaient et les locuteurs normaux. En te renforçant avec de tels constats, tu pourrais bien arriver à t'accepter en tant que personne bègue et à te sentir plus à l'aise et ouvert sur le sujet.

Si tu es comme la plupart des trois millions de bègues de ce pays, tu n'auras pas accès à un traitement clinique. Peu importe ce que tu feras, tu devras, de toute manière, le faire par toi-même avec les idées et les ressources à ta disposition. Il ne s'agit pas de savoir si l'auto-thérapie est souhaitable. Dans la plupart des cas, un traitement clinique te fera progresser de manière plus systématique. Et c'est particulièrement vrai si tu fais partie de ces bègues qui, tout autant que les personnes qui ne bégaient pas, ont des problèmes émotionnels et de personnalité. Chaque bègue tente de travailler son problème d'une manière logique. Il a besoin d'avoir un modus operandi, une façon d'aborder les situations et les mots, une façon d'approcher, de concevoir l'acte de parler.

Je me suis efforcé de proposer des idées de base plus faciles à travailler que celles que la plupart des bègues se sont vues suggérer par le passé.

Tu pourrais procéder de la manière suivante. La prochaine fois que tu te rendras dans une boutique ou que tu répondras au téléphone, observe jusqu'à quel point tu peux te laisser aller malgré la peur. Vois si tu peux accepter plus calmement les blocages que tu auras afin que ton interlocuteur puisse en faire de même; dans toutes les autres situations, vois si tu peux t'accepter ouvertement dans le rôle de quelqu'un qui, pour un temps, bégaiera, affrontera des peurs et rencontrera des blocages dans sa parole. Surtout, démontre à tout le monde que tu n'as pas l'intention de laisser le bégaiement t'empêcher de profiter de la vie. Exprime-toi de toutes les manières possibles et adéquates. Ne laisse surtout pas le bégaiement s'interposer entre toi et les autres. Dans

> Exprime-toi de toutes les manières possibles.

les situations importantes, observe si tu peux arriver à réduire ton réflexe d'évitement et de camouflage autant que si tu parlais seul. Et lorsque tu bégaieras – et tu bégaieras – sois franc au sujet du bégaiement. Ne perds pas ton temps à te frustrer inutilement en essayant de parler avec une parfaite fluence. Si tu es entré dans la vie adulte en bégayant, il y a fort à parier, qu'en un certain sens, tu demeureras toujours bègue. Mais rien ne te force à être le bègue que tu es – tu peux être une personne qui bégaie légèrement, avec très peu de handicap.

Si l'âge n'est pas un facteur important, il en est autrement de la maturité émotive. Une de nos plus belles réussites est celle d'un chef d'orchestre à la retraite de 78 ans qui avait résolu de triompher de son handicap avant de mourir. Il y est parvenu.

En résumé, trouve quelle partie de l'iceberg tu peux exposer à la surface. Lorsque tu ne cacheras plus rien à ton interlocuteur, il restera peu de chose de ce handicap. Oui, tu peux trouver le moyen de t'en sortir, en le faisant avec courage et ouvertement.

Chapitre 7

Vers une parole plus libre

Frederick P. Murray

Avant de pouvoir améliorer votre parole, je vous suggère de vous livrer à un travail préliminaire sur la pensée constructive et positive. Si vous voulez vous engager avec succès sur la route qui mène à une meilleure fluidité, votre motivation pour améliorer votre parole est de la plus haute importance. Je vous encourage donc à faire appel à toutes les ressources que vous avez en vous ou à celles que vous pouvez trouver auprès de la religion, de vos amis ou des livres, puis de les utiliser à cette fin.

En effet, la foi en vous-même et la coopération avec les autres sont vitales pour vous engager au mieux dans la voie de l'amélioration.

> La foi en vous-même et la coopération avec les autres sont vitales.

N'espérez pas une solution rapide à des années de bégaiement confirmé. De nombreuses personnes qui bégaient font l'erreur de croire qu'une cure rapide serait à portée de main si seulement on trouvait la "cause" du bégaiement. Croyez-vous vraiment que le feu qui consume une maison va s'éteindre de lui-même simplement parce qu'on trouve dans un champ adjacent l'allumette l'ayant causé ? À des stades avancés, le bégaiement, tout comme le feu, s'auto-perpétue. Il se nourrit de lui-même. En effet, la peur des mots et des situations de parole ne font que l'intensifier. Pas de doute, vous aurez besoin d'affronter, de vous confronter et de travailler sur votre problème. Cela exigera de vous de réels efforts car des réactions motrices fortement conditionnées ne peuvent se modifier que par l'*action*, pas par la pensée.

Plusieurs d'entre vous ont entendu parler des merveilles de l'hypnose et pourraient bien se tourner vers cette technique,

> Des réactions motrices fortement conditionnées ne peuvent se modifier que par l'action, pas par la pensée.

en espérant une guérison rapide. Soyez assurés que cette piste, depuis longtemps explorée, s'avère presque invariablement une solution de courte durée. Il ne sert à rien d'ériger une résistance à ces innombrables menaces qui hantent actuellement votre communication orale. Votre habileté à composer avec ces facteurs s'installera graduellement, au fur et à mesure que vous modifierez à la fois votre comportement de parole et vos attitudes, ainsi qu'à la faveur des ajustements personnels qui s'imposeront pour vous permettre d'assumer ce nouveau rôle et cette identité renouvelée qui découleront d'une parole améliorée. C'est la même chose pour un homme obèse qui tente de perdre une centaine de livres. Pour y arriver en toute sécurité, il doit le faire à un rythme que son cœur et son corps pourront supporter. Si cela se produit trop rapidement, des rides profondes apparaîtront et, dans des cas extrêmes, il pourrait bien s'effondrer suite à ce changement radical imposé à son organisme. En effet, le corps a besoin de temps pour intégrer chaque niveau de perte de poids. Il en va de même pour la personne bègue qui doit s'ajuster à une fluence améliorée. Alors soyez tolérant envers vous-même pendant votre processus de rétablissement. N'espérez pas l'impossible dès le départ ! Aucune loi ne vous oblige à toujours soulever l'extrémité la plus lourde du rondin.

À en juger par les douzaines de personnes bègues que je connais ayant atteint un degré enviable de rétablissement, aucune d'entre elles ne prétend être totalement fluide tout le temps. Autrement dit, toutes admettent des moments occasionnels de parole hésitante et de bégayages résiduels. Et même des personnes n'ayant jamais bégayé affirment que cette description s'applique également à leur parole. Il arrive même que des personnes qui bégaient atteignent une telle amélioration que leur habileté de parole excède celle du locuteur moyen. Alors, gardez la tête haute !

Votre but ultime, peu importe le chemin emprunté pour l'atteindre, consiste à vous convaincre que vous pouvez vous exprimer dans les situations de communication orale. C'est tout le contraire que de se dire qu'on ne peut pas réussir dans ces situations puisqu'on ne peut pas parler. L'important, c'est que cette conviction soit suffisamment profonde pour se refléter automatiquement dans vos émotions et vos sensations. N'oubliez pas : (1) notre parole est le reflet de notre état d'âme du moment et (2) nous pouvons modifier nos émotions.

Pour atteindre votre objectif, les conseils que je vous donne ci-après sont susceptibles de vous aider.

Le premier pas concret que vous pouvez faire est peut-être de vous familiariser davantage avec votre comportement de bégaiement. Aussi étrange que cela puisse paraître, peu de personnes ayant un bégaiement sévère savent ce qui interfère dans l'écoulement de leur parole. Et pour

Peu de personnes ayant un bégaiement sévère savent ce qui interfère dans l'écoulement de leur parole.

arriver à cette connaissance, vous devez d'abord apprendre à rester bien conscient lors de vos moments de bégaiement. C'est tout le contraire d'essayer de vous éloigner de vous-même en faisant tout pour vous empêcher de bégayer. Diverses options de rétroaction vous aideront dans cet effort d'auto-observation. Vous pouvez par exemple vous observer dans un miroir afin de voir ce que vous faites lors d'un appel téléphonique susceptible de déclencher le bégaiement. Pouvez-vous enregistrer votre parole dans une situation stressante pour ensuite vous réécouter afin de bien vous analyser ? Aussi pénible que cela puisse paraître, c'est pourtant un bon moyen de mieux connaître votre problème. En multipliant suffisamment ces analyses comportementales, vous constaterez que votre bégaiement, au lieu d'être un comportement constant et fixe, varie considérablement et recèle des composantes nullement handicapantes. En dehors de la sévérité de certains blocages plus longs et vraiment anormaux, chaque personne bègue jouit de moments de bégaiement facile. Et ces bégaiements mineurs doivent devenir des objectifs en eux-mêmes.

> Vous pouvez choisir *la façon dont vous bégayez.*

En réduisant les autres moments de bégaiement à des proportions similaires, la plupart de vos difficultés majeures disparaîtront. Ceci nous permet de réaliser qu'il existe d'innombrables façons de bégayer. En effet, bien que vous n'ayez pas le choix de bégayer ou non, vous pouvez en revanche choisir *la façon dont vous bégayez.*

Il vous faudra aussi prendre conscience des sentiments que vous ressentez en relation avec votre bégaiement. Bien souvent, votre difficulté de parole vous accable au point de vous empêcher d'évaluer objectivement les émotions qui y sont intimement liées. L'anxiété, la culpabilité et la honte sont habituellement liées aux blocages sévères. De toute évidence, un certain détachement de ces forces compulsives s'impose. Si vous y arrivez, cela privera le bégaiement de certains de ses facteurs de renforcement les plus puissants. Votre tâche, fondamentalement, est de deux ordres : modifier votre façon de parler et mettre en œuvre des changements positifs dans vos émotions ainsi que dans la perception que vous avez de vous-même. Selon un principe psychologique depuis longtemps établi, une manière efficace d'influencer les émotions et de modifier nos sentiments consiste à travailler directement sur les comportements extérieurs associés, qui sont les principaux symptômes de ces états intérieurs. En remplaçant la sévérité de vos interruptions de parole les plus visibles par des mouvements de parole plus détendus et fluides[2], vous mettrez alors ce principe psychologique en action. Une excellente manière d'y arriver consiste à préparer minutieusement certaines prises de parole. Le but immédiat est de vous permettre de *bégayer ouvertement*, sans tension, ni lutte. N'essayez pas de parler avec la plus grande fluence possible ! En vous autorisant à prolonger les premiers sons de certains mots, vous prendrez l'ascendant psychologique. Vous vous donnerez ainsi de nouveaux exutoires au travers desquels vous pourrez dissiper une bonne partie de cette peur anticipatoire acquise plutôt que de lui permettre de continuer à s'incruster en vous. En prime, vous donnerez à votre système neurophysiologique l'occasion de travailler en plus grande harmonie plutôt que d'avoir une composante qui va à l'encontre de l'autre. Plutôt que de l'éviter, vous vous confronterez alors à votre problème; l'évitement coutumier des situations de parole et des mots craints ne vous mènera, à long terme, *nulle part*. Plus tôt vous abandonnerez votre comportement de retenue, mieux cela sera ! Les conseils suivants devraient contribuer à vous aider dans votre entreprise de guérison du bégaiement :

---

[2] Dans le sens de couler comme un liquide.

1. Le handicap du bégaiement consiste principalement en comportements appris. Ces derniers peuvent être désappris.
2. On peut modifier les comportements de bégaiement. Rappelez-vous : bien que vous ne puissiez choisir de ne pas bégayer, vous pouvez choisir votre manière de bégayer.
3. Une personne peut bégayer de plusieurs manières.
4. On peut modifier les émotions en changeant les symptômes qui leur sont associés.
5. Plus vous vous confronterez, plus la peur et l'évitement diminueront.
6. Il est peu probable de connaître une amélioration durable dans un environnement de laboratoire scientifique. Apprenez à concevoir votre propre laboratoire portable afin de l'utiliser dans le monde réel.
7. Acceptez votre identité de "personne qui bégaie" autant que nécessaire pour vous aider à diminuer les émotions négatives liées au bégaiement. Avec la diminution de votre bégaiement, vous pourrez ajuster ce rôle pour le faire correspondre de plus en plus à celui d'un communicateur efficient.
8. Le rétablissement sera probablement un processus long et graduel. Soyez patient avec vous-même et respectez-vous.

Ce qui précède résume et fait ressortir ce qui, selon moi, favorise l'amélioration du comportement de parole et maximise vos chances de trouver une solution pratique à votre problème. Bonne chance !

Chapitre 8

Surmonter la peur et la tension du bégaiement

James L. Aten

La plupart des gens parlent le plus souvent sans difficultés. C'est vrai qu'ils hésitent ou butent parfois sur les mots, particulièrement lorsqu'ils sont sous le coup du stress ou de la fatigue, mais ils portent peu d'attention à ces erreurs. Qu'est-ce qui rend alors votre parole différente et que pouvez-vous faire qui puisse vous aider ? Invariablement, la personne qui bégaie sur-réagit à ses erreurs. Elle redoute leur apparition, se contracte et se sent impuissante. Lorsque la tension est au plus haut, le flux de la parole s'arrête ou ne démarre pas. Comme vous continuez à avoir ces moments de tension, différents de ce que les autres orateurs peuvent vivre, votre peur augmente pour atteindre des niveaux de plus en plus élevés. Vous basculez dans la terreur et évitez peut-être même de parler. Beaucoup de bègues savent que la peur et la tension sont leurs plus grandes ennemies. Pour gagner la bataille contre le

> La peur et la tension doivent être progressivement éliminées.

bégaiement, elles doivent être progressivement éliminées. Je vous propose de jeter un œil sur les plans de bataille qui ont aidé certains bègues à surmonter la plupart de leurs peurs, à éliminer les tensions excessives et à découvrir que, dans la plupart des situations, la parole peut sortir facilement.

Surmonter la peur. Nous avons probablement tous entendu que le moyen d'éliminer la peur est « d'y faire face ». Nous avons aussi tous appris petit à petit que, pour certains bègues, la peur peut augmenter plutôt que diminuer s'ils continuent à affronter les situations et à échouer. Ils peuvent vivre la même vieille tension et ne pas réussir à sortir leurs mots, en essayant « juste d'aller de l'avant et d'affronter leurs peurs. » Pour la plupart d'entre vous, la peur s'est accrue en raison d'échecs répétés et de la gêne qui en résulte. Votre *espoir* est que la peur peut être désapprise en maniant mieux les mots et les situations difficiles. La performance construit *la confiance réaliste* qui peut se substituer à la peur. Il existe un moyen pour cela : *Remplacez la Peur et l'Anticipation de l'Echec par la Projection Positive.*

Le bégaiement (pour la part construite sur la peur et la tension) commence habituellement beaucoup plus tôt que vous ne le pensez. Quand le téléphone sonne, vous pouvez basculer dans un état de tension et d'impuissance en allant répondre. Le trouble ne surgit pas soudainement lorsque vous commencez à dire « Allo. » Vous avez appris que vos trucs, comme essayer de gagner du temps ou au contraire vous précipiter, ne sont pas fiables et alimentent votre spirale de la peur. Lorsqu'on vous dit que vous aurez un entretien d'embauche dans deux jours, vous inquiétez d'abord de savoir comment vous ferez et vous vous attendez à un échec. Puisque vous avez échoué la dernière fois, cela se reproduira certainement sauf si vous décidez d'aborder les choses différemment :

1. Imaginez que vous abordez la personne qui va vous faire passer l'entretien. Respirez et *laissez* aller. Vous vous sentirez bien et pour la première fois vous allez expérimenter l'état dans lequel vos muscles phonatoires devraient

se trouver pour que les mots sortent sans tension.

2. Imaginez que vous tendez la main lentement pour serrer celle de votre interlocuteur. Les mouvements de votre corps sont lents et confiants. Cela diminue la tendance à se précipiter ou à forcer sa parole. Mentalement, vous êtes plus calme. L'employeur dit : « Bonjour, je suis John Wood. Vous devez être… » La simple pensée de devoir répondre par votre nom et prénom vous emplit de peur et vous sentez que votre respiration se crispe.

3. *RELACHEZ* cette respiration tendue. Pensez aux gestes tranquilles que vous pourriez faire en répondant « Bonjour, je suis Ed Jones. » D'abord, visualisez juste les gestes. Ensuite, après cette bouffée initiale de peur, essayez de répondre tranquillement, comme dans un demi-soupir : « Bonjour » - pause - tranquille à nouveau - « Je suis Ed » - de nouveau une pause- laissez la tension s'en aller - démarrage en douceur - « Jones ».

Lorsque vous répétez cela, plusieurs choses commencent à se produire. Tout d'abord, vous vous apercevez qu'il y a moins à craindre si vous ne vous précipitez pas pour répondre, ce qui est habituellement très difficile pour vous.

Ensuite, comme un bègue de notre entourage l'a dit : « Le Temps doit devenir ton Ami ». Vous apprendrez que « se précipiter fait des dégâts », même si cela a quelques fois fonctionné par le passé.

La peur ne partira pas juste en attendant ou en ralentissant; vous devez faire de la visualisation positive et vous désensibiliser à la présence et aux requêtes de l'employeur. Vous devez vous entraîner plusieurs fois à vous présenter, pas seulement seul mais aussi devant quelqu'un. Lorsque vous y arrivez seul, demandez à votre conjoint ou votre ami(e) de faire l'employeur et répétez. Répondez d'abord silencieusement, ensuite doucement, puis d'une voix normale. Que vous bégayez ou non durant l'entretien n'est pas important. Il y a des chances pour que vous appréhendiez la situation plus facilement et que votre bégaiement devienne en réalité moins sévère. En diminuant la peur, ces nouvelles façons d'aborder les situations redoutées vont apporter une amélioration progressive. Ceci est obtenu en travaillant dur, pas par magie, grâce à des pilules ou des trucs, ou en attendant de « se sentir mieux.» Le même type d'entraînement et de répétition peut être utilisé pour se préparer à dire « Allô » au téléphone. Vous pouvez même trouver le téléphone moins angoissant et vouloir essayer cela en premier ou, peut-être, juste accueillir quelqu'un en passant. Comme disait un bègue : « J'essaie de ne pas me mettre de prime abord dans une situation trop difficile où je sais que je vais échouer.» Il avait appris à aborder certaines situations, pas toutes évidemment, en pensant à réagir d'une manière nouvelle, plus tranquille, plus relaxée et, avec la pratique, a découvert qu'une grande partie de sa peur avait disparu. Moins de peur signifie moins de tension dans la parole.

Eliminer la tension. Vous devez apprendre à remplacer les mouvements brusques, tendus et forcés par d'autres plus tranquilles, plus lents, plus relâchés. Typiquement, la tension se situe dans votre

> Remplacez les mouvements brusques, tendus et forcés par d'autres plus tranquilles, plus lents et relâchés.

poitrine et votre respiration, votre gorge et vos cordes vocales, votre mâchoire, vos lèvres et votre langue. Les entraînements suggérés ici peuvent permettre de réduire la peur qui découle des blocages ; vous devez donc les voir comme des briques de votre thérapie que vous pouvez assembler pour un meilleur résultat.

Choisissez des mots commençant par des sons que vous jugez difficiles – ceux sur lesquels vous bégayez souvent. La parole commence normalement avec un flux d'air relâché et inconscient. Entraînez-vous à soupirer et à laisser la voix sortir tranquillement. Vous ne fabriquez pas la voix, elle apparaît simplement si vous la *laissez* venir. C'est aussi vrai pour les sons que vous produisez avec la langue et les lèvres. Sentez vos lèvres se fermer doucement pour le « P » ou votre langue bouger pour former des sons comme « T » et « K » ; ensuite continuez et dites le reste du mot. Notez comme la parole demande peu d'efforts. La peur entraîne un forçage excessif pour sortir les mots. Vous devez apprendre ce qu'est « ne pas forcer » et vous entraîner jusqu'à ce que les mouvements relâchés deviennent naturels. Commencez par vous exercer à un niveau faible, presque silencieux, puis augmentez graduellement l'intensité jusqu'à atteindre celle d'une voix normale. Pratiquez le mouvement doucement pour rendre plus facile le mot difficile, puis travaillez sur d'autres mots qui commencent avec le même mouvement. En partant du principe que vous êtes prêts à vous engager dans une pratique quotidienne, essayez un son différent chaque semaine. La crainte des mots diminue au fur et à mesure que vous vous prouvez que vous avez une façon nouvelle et plus facile de les produire et que cela devient un automatisme. Lorsque vous vous exercez, assurez-vous que vous ne laissez pas trop se contracter votre langue, vos lèvres, vos cordes vocales ou votre respiration ou que vous n'exercez pas des contacts trop appuyés. Aucun mot ou mouvement parlé ne requiert un effort conscient. Sentez ces mouvements tranquilles et relâchés à l'intérieur et en dehors des mots. *Arrêtez* et recommencez ces mouvements tranquilles pour les séries de mots suivantes. Vous parlez à présent en phrases courtes que vous pouvez initier en toute confiance, si vous pensez à utiliser le démarrage en douceur auquel vous vous êtes exercé. Souvenez-vous : la parole sonne mieux avec des phrases courtes et des pauses fréquentes.

En surmontant la peur en apprenant à planifier votre approche et à utiliser ensuite des mouvements tranquilles qui empêchent la tension de vous sentir impuissant, vous commencez à contrôler le bégaiement plutôt que de le laisser vous diriger. Certaines situations de parole deviennent plus faciles. A ce stade, vous devez commencer à intégrer vos succès. Et ceux-ci reposent sur le fait que vous n'avez pas simplement des bons ou mauvais jours mais que vous créez des succès à partir d'échecs potentiels. Voilà en quoi consiste la construction de la confiance - et les bègues disent avec le temps : « je parle mieux quand je suis plus confiant.» Quand vous avez réalisé une meilleure performance, vous pouvez de manière réaliste ressentir une plus grande confiance. Le modèle est désormais en place pour changer les « mauvais cycles » en bons cycles. Vous êtes alors capable de tourner votre attention vers la fluence plutôt que vers l'apparition du bégaiement. Un adulte bègue qui a traversé avec succès ce que je viens de décrire a dit : « Maintenant je pense davantage à mes succès de fluence et cela m'aide comme jamais !»

Dans la vie, ce que vous appréciez le plus, c'est ce que vous faites pour vous-même. Surmonter le bégaiement demande une discipline énorme et beaucoup d'envie. Nous nous sommes rendus compte que travailler la tranquillité du mouvement sans essayer de réduire la peur ne génère pas autant de succès puisque la peur vous empêche de vous remémorer ces nouveaux mouvements au moment où vous en avez le plus besoin. De la même manière, si on essaye simplement de réduire votre peur sans vous donner quelque chose de nouveau à faire - et qui fonctionne – la peur resurgira très rapidement. Nous avons observé que la majorité des bègues avec lesquels nous travaillons en utilisant les procédures ci-dessus atteignent un degré significatif de fluence dans la plupart des situations.

Chapitre 9

N'abandonne jamais !

Peter R. Ramig

Plusieurs spécialistes du domaine, à commencer par moi, pensent que le bégaiement résulte d'une prédisposition génétique ou d'une propension à bégayer. Mais tout comme la majorité de mes collègues, je crois également que l'aspect le plus handicapant du bégaiement provient de nos efforts pour ne pas bégayer.

Car lorsque nous nous efforçons, physiquement, de nous libérer, de sortir d'un blocage, nous ne faisons que l'empirer. Et ces efforts, souvent futiles, se transformeront en habitudes apprises et automatiques qui deviennent, avec le temps, fortement conditionnées. Et, pour de nombreuses personnes qui bégaient, ces comportements, ces actions physiques constitueront un obstacle majeur sur leur chemin vers le rétablissement.

En effet, ce que nous faisons pour éviter de bégayer (*i.e* éviter, cacher et/ou nous sortir d'un moment de bégaiement) augmente bien souvent la sévérité du blocage ainsi que notre sensation d'impuissance.

Mais pourquoi tant de personnes qui bégaient tentent-elles de remédier au bégaiement en utilisant des stratégies aussi destructrices et qui s'auto-renforcent ? C'est que, pour la plupart d'entre nous, nous ne sommes pas à l'aise avec l'idée d'être différent. Nous réagissons aux regards perplexes, aux réactions et au mépris, réel ou imaginaire, des autres, par la frustration, l'embarras et la honte.

Une réaction physique naturelle à un tel malaise émotif prendra la forme d'une tension musculaire,

> Nous ne sommes pas à l'aise avec l'idée d'être différents.

c'est-à-dire d'un stress qui ne fera qu'empirer le bégaiement. Car lorsque nous nous sentons à la fois coincés et embarrassés, nous réagissons souvent en augmentant l'effort musculaire pour nous libérer du moment de bégayage et continuer à parler. Ce sont ces réactions, apprises avec le temps, qui produisent plus de lutte et de tension, déclenchant, la plupart du temps, encore plus de blocages.

Ces comportements peuvent être modifiés si nous sommes déterminés à les identifier, à analyser comment nous les utilisons pour nous libérer ou éviter de bégayer, et comment ils nuisent au processus de la parole. Et ce sont justement ces comportements que je veux vous encourager à changer. Vous deviendrez alors plus fluent car vous aurez appris à vous confronter à votre bégaiement avec moins de peur et de nervosité, et donc moins d'efforts musculaires perturbants qui, la plupart du temps, ne font qu'empirer les blocages.

Le message est le suivant : moins nous tenterons de cacher notre bégaiement, plus nous pourrons apprendre à bégayer avec moins d'efforts. Et lorsque cela se produira, nous contrôlerons mieux notre bégaiement. En retour, nous pouvons gagner en fluence.

Le processus de thérapie individuelle (auto-thérapie)

Il faut tout d'abord accepter cette réalité que notre bégaiement ne disparaîtra pas de lui-même, comme par enchantement. Il nous faudra de la persévérance et de la détermination pour modifier la façon dont nous bégayons depuis tant d'années. Bien que cela puisse, au premier abord, sembler difficile à croire, sinon impossible, il est souvent moins frustrant et plus facile de travailler de façon constructive à changer le bégaiement que de continuer à le craindre. Nous dépensons tellement d'énergie à vouloir le cacher et/ou à forcer pour sortir d'un moment de bégaiement ! Et cela accroît la sensation d'impuissance qui naît dans le sillage d'un blocage. Étant convaincu que si vous êtes déterminé et que vous y mettez les efforts nécessaires, vous pourrez modifier votre bégaiement, j'aimerais introduire brièvement quelques conseils que nous pouvons utiliser dans nos efforts pour l'amoindrir, voire l'éradiquer.

Comprendre le processus physique de la parole

La production de la parole est un processus extrêmement complexe. Mais en étudiant attentivement la façon dont nous utilisons physiquement notre langue, nos lèvres et notre larynx pour produire des sons, nous comprendrons mieux comment nous aggravons le bégaiement. En effet, nous y contribuons en imposant à ces

La production de la parole est un processus extrêmement complexe.

éléments une tension et un effort superflus lorsque nous tentons de composer avec des moments déplaisants de bégaiement. Bien entendu, ces éléments du mécanisme phonatoire actionnent des muscles qui ont besoin d'une certaine dose de tension pour produire une parole fluente.

Mais les personnes qui bégaient, dans leur insistance à se libérer du sentiment d'être coincées, auront trop souvent tendance à contracter excessivement ces muscles, à bloquer et à s'efforcer de "se sortir" du blocage. Cette habitude se développe avec le temps en réaction à ces causes méconnues du bégayage que certains d'entre nous désignons "déclencheurs de bégaiement." Un déclencheur de bégaiement est la cause première de celui-ci. On peut l'associer à cette prédisposition génétique à la disfluence qu'on retrouve chez un petit pourcentage de la population des personnes qui bégaient. Ce qui ne signifie pas qu'on ne puisse rien y faire.

Lorsque nous commençons à porter attention à notre mécanisme phonatoire, nous comprenons mieux comment on interfère indûment dans ce processus pendant un moment de bégayage. On comprendra qu'en collant nos lèvres ensemble, et avec une tension excessive, on déclenche ou on aggrave le bégaiement car on interrompt la libre circulation d'air ainsi que cette sonorité continue si indispensable à la production de la parole. Il nous faudrait plutôt produire des sons avec moins de force et de pression lorsque nous bougeons nos lèvres, notre langue et notre larynx, ce qui favorisera nos chances de bégayer avec moins d'effort et de sévérité. Au fur et à mesure que nous développerons et affinerons cette capacité à contrôler nos actions, non seulement nous produirons un bégaiement plus facile, mais, étant moins enclins à "actionner le déclencheur de blocage", nous serons également plus fluents.

Ne reviens pas sur un blocage – continue plutôt à parler.

Une fois comprise l'importance d'éliminer la majeure partie de ce forçage et de cet effort aux niveaux de la langue, des lèvres et du larynx, on commencera à mieux se faire comprendre, à bégayer sans effort et à ne pas fuir un moment de bégaiement; puis on progressera vers le son suivant.

Lorsque nous nous exerçons à bégayer plus distinctement, il est plus facile d'initier et de laisser circuler l'air et la sonorité continue, deux éléments absolument essentiels à la production d'une parole normale. À l'inverse, à cause de l'embarras et de la frustration souvent associés au bégaiement, de nombreuses personnes qui bégaient ont appris à bloquer silencieusement aux niveaux de la langue, des lèvres ou du larynx et/ou à revenir sur leurs blocages et autres moments de disfluences.

Tenter de parler ainsi interrompt le flot de l'air et cette nécessaire sonorisation créée par la vibration des cordes vocales. Cette habitude souvent observée de vouloir cacher et minimiser le bégaiement visible ne fait que compliquer la parole en plus, avec le temps, d'augmenter la visibilité et la sévérité du bégaiement.

Au début, permettre à l'air et à la sonorisation de se produire librement tout en bégayant exigera de la patience et de la pratique car on se confrontera ainsi à quelque chose qui nous paraît déplaisant et anormal. C'est pourtant une étape obligée dans ce processus d'apprentissage à bégayer de manière favorisant la parole. Et cela contribuera à remplacer un bégaiement dur par un bégaiement plus facile et moins fréquent.

Soyez attentif à la façon et aux endroits où vos lèvres, votre langue et votre larynx produisent des sons spécifiques.

Une fois que nous savons comment fonctionne le mécanisme physique de la parole et que nous pouvons réduire nos habitudes de répéter un bégayage, on se concentrera sur la sensation perçue lors de la production des sons et des mots. La grande majorité des individus sont conscients du son de leur parole lorsqu'ils parlent. Et il existe des preuves scientifiques que cette conscience auditive peut être une cause du bégaiement. C'est pourquoi nous sommes plusieurs à encourager les personnes qui bégaient à se concentrer sur la "sensation" de parler plutôt que sur l'écoute de leur parole.

Une manière de se familiariser avec cela consiste à fermer vos yeux lorsque vous prononcez des mots et de courtes phrases, en vous concentrant sur la visualisation et la sensation du mouvement et du contact de vos lèvres, de votre langue et de vos cordes vocales. Ensuite, exercez-vous à bien ressentir ces différents éléments tout en forçant volontairement lorsque vous parlez. Comparez alors cette manière pénible de parler avec ce que vous ressentez lorsque les contacts des lèvres, de la langue et des cordes vocales sont légers.

Ces "exercices de comparaisons entre contraires" favorisent le contrôle de la parole par la sensation. Une fois que vous êtes capable de "ressentir" la façon dont vous prononcez les sons et les phrases, nous vous encourageons à ressentir votre parole de façon plus générale en vous entraînant à dire des phrases plus longues et enchaînées. Bien qu'une telle tâche puisse paraître étrange, elle deviendra avec le temps et la pratique plus facile et exigera moins d'effort.

Bien ouvrir la bouche en parlant

Afin de contrer cette tendance que nous avons à ne pas ouvrir suffisamment la bouche en parlant, pratiquez l'ouverture volontaire de la bouche en répétant les phrases suivantes :

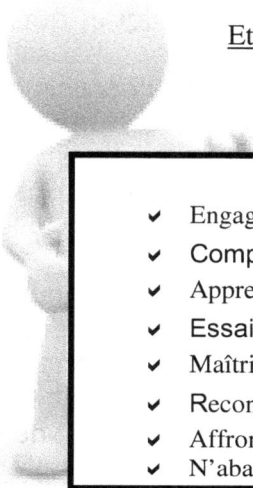

Auto-guérison

✔ Engage-toi à changer

✔ Comprends bien le processus de la parole

✔ Apprends à bien sentir le geste de la parole

✔ Essaie de ne pas reculer

✔ Maîtrise l'ouverture de ta bouche

✔ Reconnais que tu bégaies

✔ Affronte ton bégaiement

✔ N'abandonne jamais

J'ai observé qu'il fallait travailler sur cette habitude qu'ont certaines personnes qui bégaient (adolescents comme adultes) de "trop serrer les lèvres" ou de réduire l'ouverture de la bouche. Nous avons pris cette "habitude de trop serrer les lèvres" à force d'anticiper les difficultés sur certains sons ou mots. Cette réaction physique pourrait bien résulter du réflexe de "retenue" accompagnant le bégaiement.

**D'une manière pragmatique,
Reconnais que tu bégaies.**

Les personnes qui bégaient considèrent souvent leur bégaiement comme embarrassant et honteux. Cette perception nous amène à entourer notre bégaiement d'une "conspiration du silence." Bien sûr, notre famille, nos amis et nos collègues de travail savent tous que nous bégayons mais ils ignorent souvent s'ils doivent maintenir le contact visuel, regarder ailleurs ou compléter les mots à notre place. Une telle incertitude crée un malaise autant chez nos interlocuteurs que pour nous.

On peut réduire ce malaise et cette incertitude en admettant, ouvertement et de manière pragmatique, que nous bégayons. On peut dire quelque chose d'aussi simple que : « En passant, je vais profiter de l'occasion pour pratiquer quelques techniques apprises récemment. Ce n'est pas facile, mais je sais que tu comprendras qu'il est important pour moi de pratiquer pendant que nous parlons. »

Une telle remarque permet aussi à nos interlocuteurs de poser des questions sur le bégaiement, ce problème si intriguant pour de nombreuses personnes. Et si nous le voulons, cela nous fournit non seulement la chance d'en parler, mais aussi "la permission" de pratiquer ouvertement quelques-uns des conseils énumérés dans ce chapitre et dans ce livre. Cette divulgation est une stratégie proactive qui nous permet de travailler sur notre bégaiement de manière décontractée et pragmatique. Et parce que nous percevrons notre problème d'une manière plus positive, nous serons plus à l'aise. Cette nouvelle perception contribuera à changer notre vision du bégaiement comme étant quelque chose d'"honteusement inavouable."

Confronte-toi au bégaiement en insérant, à l'occasion, du pseudo bégaiement dans ta parole fluente.

De nombreuses personnes qui bégaient grincent des dents à la seule suggestion de devoir volontairement prolonger ou répéter un son en parlant. Aussi paradoxal que cela puisse paraître, cette insertion volontaire d'un "bégaiement" léger et facile peut vous aider dans votre quête pour réduire la peur et l'appréhension du bégaiement. Bien que vous en soyez conscient, vos interlocuteurs, eux, ignoreront la plupart du temps ce que vous faites, les bégaiements volontaires étant courts et dépourvus de tension musculaire excessive. Ceux qui sont en voie de guérison mentionnent souvent que cette technique les aide à maintenir leurs acquis pendant le processus de rétablissement.

N'abandonne jamais !

Comme on l'a déjà dit, modifier le bégaiement exige persévérance et détermination. Mais ce travail de rétablissement exigera moins d'efforts, de lutte et d'embarras que cette émotion négative ressentie lorsque nous passons notre temps à cacher, camoufler et combattre le bégaiement. Car cacher ou combattre le bégaiement exige une incroyable vigilance et une surveillance de tous les instants, ce qui renforce le cycle destructeur du bégaiement. J'ai connu plusieurs personnes bègues, des patients avec qui j'ai travaillé étroitement ainsi que des collègues et professionnels de qui j'ai appris, qui ont fait de substantiels progrès en se libérant des l'emprise handicapante du bégaiement. Plusieurs sont devenus tellement fluents que la plupart des gens ignorent qu'il leur arrive encore de bégayer.

C'était mon rêve. C'était leur rêve. Ce peut aussi être le vôtre.

Chapitre 10

Objectifs initiaux pour la personne qui bégaie

J. David Williams

Je ne peux vous dire, comme vous le souhaitez, comment arrêter de bégayer. Vous pouvez, en revanche, bégayer plus facilement, d'une manière qui vous mettra plus à l'aise avec votre parole et qui sera plus agréable pour votre interlocuteur, tout en faisant meilleure impression sur celui-ci. N'oubliez pas : la réaction de vos interlocuteurs dépend de votre propre réaction. Si vous leur semblez tendu, paniqué et hors de contrôle, ils seront aussi tendus. Vous serez alors encore plus tendu et vous accélérerez votre débit. Vous pouvez apprendre à contrôler ce cercle vicieux.

L'idée maîtresse consiste à réduire votre bégaiement en diminuant votre lutte, votre nervosité et votre réaction de panique. Cela ne signifie pas qu'il faut parler plus lentement dans le but d'éviter à tout prix le bégaiement. Allez-y, parlez à votre rythme normal; mais dès que vous appréhendez un blocage, ralentissez et prenez votre temps pour prononcer le mot craint. Ne relâchez pas vos efforts pour dire ce mot mais essayez de bégayer plus facilement et plus lentement. Détendez-vous et laissez-vous aller : faites que vos lèvres, votre langue et votre mâchoire bougent doucement, sans bloquer. Ne paniquez pas. Prenez tout votre temps. Concentrez-vous sur la confiance en soi et sur cette impression de contrôle que vous ressentirez. Continuez à parler, mais plus lentement et avec une attitude positive. Résistez à tout sentiment d'urgence ou de pression. À un moment donné, vous atteindrez le point d'équilibre. Finissez alors simplement ce mot et continuez à parler comme d'habitude, à votre débit normal, jusqu'au moment où vous sentirez la tension s'accroître avec l'anticipation d'un autre mot craint. Alors, instantanément, ralentissez votre débit une fois de plus. Plusieurs personnes bègues ayant auparavant un bégaiement particulièrement tendu et complexe ont réussi à le réduire à un bégaiement plus facile, plus simple et plus lent, avec peu de tension ou d'interruptions dans leur parole.

> Résistez à tout sentiment d'urgence ou de pression.

Une autre technique qui m'a toujours bien servi et que j'ai énormément utilisée consiste à répéter volontairement le son ou la syllabe initiale d'un mot sur lequel je pressentais bégayer. Je faisais alors une ou plusieurs répétitions délibérées avant même de tenter de prononcer le mot au complet. Cela me donnait une impression de contrôle. Mon interlocuteur pouvait penser que je bégayais alors qu'il n'en était rien. J'étais délibérément disfluent afin d'éliminer toute peur du bégaiement à ce moment-là. Plutôt que de laisser libre cours à la panique, à la tension et au comportement de lutte, je faisais volontairement ce que j'avais l'habitude de tenter désespérément d'éviter. Et vous savez quoi ? Ça fonctionnait vraiment. Cette technique réduisait ma peur du bégaiement et je ressentais un délicieux sentiment de liberté et de contrôle. Il s'agit d'une très vieille idée : si vous êtes terrifié à l'idée de faire quelque chose, votre peur diminuera à proportion de votre capacité à faire délibérément une partie de cette action. Et peu importe ce que le bégaiement peut être, il s'agit d'un comportement amplifié par vos efforts pour l'éviter. Plus j'évitais cette tension incontrôlable en insérant, occasionnellement, des disfluences volontaires (répétitions ou prolongations de sons), moins je bégayais.

Bien que la disfluence volontaire soit facile à faire, il se peut que vous résistiez avec horreur à une telle idée. Vous pourriez dire : « En faisant cela, les gens penseront que je bégaie ! » C'est vraiment surprenant à quel point nous, personnes bègues, sommes esclaves de nos illusions. Nous haïssons et craignons le bégaiement; nous tentons désespérément de ne pas bégayer. Nous développons tout un répertoire d'attitudes et de comportements compliqués de déni et d'évitements. Pas surprenant, dès lors, que la simple idée d'être délibérément disfluent ou d'afficher publiquement ce que nous avons tant cherché à cacher n'ait pour nous aucun sens. En réalité, c'est tout ce qu'il y a de plus sensé et vous devrez vous en convaincre. Lorsque vous êtes volontairement "disfluent", vos interlocuteurs peuvent croire que vous bégayer; mais que pensent-ils lorsqu'ils vous voient et entendent réellement bégayer ? Pensez-y un peu; puis demandez l'opinion d'un ou deux de vos amis.

Comme vous le savez fort bien, lorsque vous bégayez, vous avez une impression d'impuissance, de ne pas avoir le contrôle. Vous luttez pour reprendre le contrôle. Le mot clé est "lutter". Et plus vous pensez devoir lutter pour dire un mot, moins vous contrôlez. Alors, lorsque vous craignez de bégayer - ou que vous bégayez -, tout ce que vous pouvez faire pour réduire la tension augmentera votre contrôle. Impossible de bégayer délibérément; vous ne pouvez que prétendre bégayer. Donc, plus vous serez volontairement disfluent, moins vous bégayerez réellement.

Il faut de la pratique pour en venir à accepter cette idée. Expérimentez-là d'abord lorsque vous êtes seul. Puis expérimentez-la dans des situations faciles, non menaçantes, tout en portant attention à vos impressions.

Au fur et à mesure que vous deviendrez plus à l'aise avec votre disfluence volontaire, efforcez-vous de l'appliquer de plus en plus souvent et dans des situations de parole de plus en plus exigeantes. Il est fort probable que vous réduirez votre peur et accroîtrez votre fluence naturelle et inhérente.

Il n'y a aucune manière de parler, ni de gérer votre bégaiement, qui puisse vous garantir la fluence dans un temps donné. Notre but est de vous faire réaliser que vous faites des choses qui réduisent votre peur du bégaiement tout en vous donnant l'impression d'être en contrôle. Et puis il est rassurant de savoir que chaque fois que vous bégayerez, vous pourrez y faire quelque chose – vous détendre et retarder vos comportements de bégaiement, introduire quelques disfluences délibérées afin de faire échec à votre tendance à paniquer ou modifier vos habitudes de bégaiement d'une manière vous permettant de communiquer plus aisément, sans pour autant essayer d'être parfaitement fluide. Si vous êtes comme la plupart des personnes bègues, vous êtes beaucoup moins tolérant envers vos "échecs de parole" que ne le sont vos interlocuteurs. Ça m'a pris du temps avant de réaliser que les autres ne faisaient que peu de cas que je bégaie ou non. On m'aimait ou on ne m'aimait pas, et cela sans que le bégaiement y soit vraiment pour quelque chose.

Bien qu'on spécule toujours sur la cause et la nature intrinsèques du bégaiement, une chose est claire : la peur que vous en avez est l'aspect le plus perturbateur et le plus difficile à traiter. En l'absence de cette peur du bégaiement, vous n'auriez pas fait, en vain, tous ces efforts pour le nier, le cacher et éviter sa manifestation. La peur nuit à la pensée rationnelle et au comportement moteur volontaire, dont fait partie la

> Votre peur est l'aspect le plus perturbateur et le plus difficile à traiter.

parole. Si votre peur du bégaiement atteint, à quelque moment que ce soit, un niveau critique, il vous sera alors impossible de mettre en pratique toute technique volontaire de modification de la parole; vous bégayerez alors, fort probablement, aussi sévèrement qu'avant.

Il est donc évident qu'un de vos principaux objectifs est d'apprendre à contenir cette peur du bégaiement dans des limites contrôlables. Efforcez-vous de ne plus céder à cette panique aveugle qui s'installait à l'approche d'une situation de parole redoutée. À défaut de pouvoir faire table rase de vos vieilles et trop bien conditionnées réactions de peur, vous pouvez vous exercer à passer outre la peur. Il est toujours préférable de vous laisser-aller à parler, même si vous bégayez, que de demeurer silencieux par peur de bégayer. Cela vous donnera un peu plus de courage pour la prochaine fois !

Vous devrez être "activement patient" dans la mise en œuvre des changements dans votre manière de bégayer et la réduction de votre peur du bégaiement. De même que votre bégaiement ne s'est pas développé en un jour, vous n'allez pas réussir à mettre en oeuvre des changements permanents du jour au lendemain. Gardez à l'esprit qu'on ne **guérit** pas un comportement, on le **modifie.** Il n'existe aucune médecine universelle pour guérir du bégaiement. Il n'y a qu'un processus d'apprentissage : apprendre à modifier votre comportement langagier comme vous le souhaitez et développer les bonnes attitudes pour aller vers un tel comportement. Des changements significatifs et permanents dans nos sentiments et nos comportements ne peuvent s'implanter facilement, rapidement, ni même automatiquement. Il vous faudra être (pro)actif en répétant des actions qui mèneront aux résultats désirés. Vous devrez faire preuve de patience. L'amélioration sera proportionnelle à la somme des efforts actifs, soutenus et quotidiens que vous déploierez. L'accumulation de plusieurs petits succès engendrera un changement plus durable que ne le ferait un seul événement spectaculaire.

En plus des actions spécifiques pour agir sur votre problème de bégaiement, telles que modifier vos habitudes de parole et réduire votre peur et l'évitement, il existe un objectif plus général et plus fondamental. Vous avez besoin d'accroître votre estime de soi et de pleinement profiter de la vie. Le bégaiement n'est jamais plaisant; mais ce n'est qu'une partie de votre vie, une parmi tant d'autres. Gardez-le donc dans une juste perspective. Regardez objectivement les points pour lesquels il constitue un handicap et ceux, beaucoup plus nombreux, pour lesquels il ne l'est aucunement. Développez vos qualités personnelles, habiletés et talents et capitalisez dessus. Plus vous serez heureux, plus vous aurez l'impression de vous accomplir, et moins important sera le bégaiement dans votre vie.

> Développez vos qualités personnelles, habiletés et talents et capitalisez dessus.

Identifiez-vous aux autres et acceptez le fait que vous êtes un membre à part entière de la race humaine. Ayez envers les autres une attitude d'"approche" plutôt que d'"évitement". Rappelez-vous que, peu importe l'impression que nous donnons en public, chacun de nous, pour une raison ou une autre, pense avoir des faiblesses et ressent un sentiment d'insécurité. S'il y a un dénominateur émotif commun à tout le monde, c'est bien celui de l'anxiété et de l'imperfection plutôt qu'un état de suprême confiance en soi et de supériorité. L'anxiété et le sentiment de nullité personnelle vous empêchent de profiter de la vie. Ils nuisent aux attitudes positives et d'ouverture sur le monde tout en faisant pratiquement disparaître tout sens de l'humour, pourtant si important pour notre équilibre émotionnel.

Si je regarde en arrière, je peux dire que j'ai réalisé une importante auto-modification de mon bégaiement et que j'ai, graduellement, surmonté la majeure partie de ma peur, de ma honte et de mes évitements. Lentement, tout en connaissant des hauts et des bas, je suis devenu plus fluent, jouissant de plus en plus de la vie. Je me suis rendu compte que je passais maintenant des appels téléphoniques sans devoir y penser à deux fois; que je m'exprimais aussi facilement dans bien d'autres situations qui, auparavant, me donnaient des sueurs froides. Ca a été une sensation formidable et quand j'y pense, ça l'est toujours aujourd'hui. La plupart du temps, je communique avec les autres sans peur ni lutte. Bien que je bégaie encore légèrement, il y a longtemps que cela ne représente plus un problème. Il m'arrive de me dire, après avoir affronté une situation de parole, « Ca alors ! Quand je pense que ce genre de situation me terrorisait auparavant. » Puis je retourne à des préoccupations plus immédiates et inévitables avec l'âge. Le bégaiement est vraiment devenu une partie insignifiante de ma vie.

Je ne regrette rien, si ce n'est tout ce temps et cette énergie perdus à m'apitoyer sur mon sort parce que je bégayais. Si j'avais eu accès à cette excellente et très utile littérature maintenant produite par la Stuttering Foundation, mon cheminement aurait été plus rapide. J'encourage toutes les personnes qui bégaient à lire tout ce qu'elles peuvent trouver sur le bégaiement. Elles pourront alors plus facilement faire la différence entre des promesses trop faciles et vaines de "cures miracles" et des idées et méthodes solides et éprouvées d'auto-amélioration.

Mon dernier conseil est de vous inviter à former ou rejoindre un groupe d'entraide ou de soutien pour personnes bègues. Il en existe plusieurs en Amérique, en Europe et ailleurs dans le monde. Ils renforcent la motivation nécessaire pour une auto-thérapie, constituent un moyen d'améliorer nos habiletés sociales tout en nous permettant d'apprendre les uns des autres. J'en ai bénéficié avec plaisir pendant de nombreuses années.

Chapitre 11

Quelques suggestions pour ceux qui veulent parler facilement

Dean E. Williams

Pour les besoins de cet exposé, je voudrais que vous imaginiez que je rencontre pour la première fois un groupe de personnes qui bégaient et que vous êtes l'une d'elles.

Mon objectif sera de suggérer ce que je pense que vous pouvez faire pour améliorer votre façon de parler. Les principaux points présentés dans cet exposé sont ceux qui seraient discutés, élaborés et expérimentés durant des semaines de thérapie. Il est important de souligner que je m'adresse à vous en tant que *groupe;* pour n'importe quelle personne prise individuellement, je dirigerais mon attention vers ses propres sentiments, points de vue et besoins. Mais comme cette discussion s'adresse à un groupe, vous devrez adapter les conseils qui vont suivre à votre cas personnel.

Pour travailler à la résolution d'un problème tel que le bégaiement, vous devez d'abord réfléchir à vos différentes manières d'y penser car elles influencent grandement ce que vous faites lorsque vous parlez. Elles ont une incidence sur vos observations, les façons dont vous réagissez et la manière dont vous interprétez le succès ou l'échec de ce que vous avez fait.

De plus, elles déterminent, pour une grande partie, ce que vous ferez la prochaine fois que vous parlerez.

Réfléchissez à votre problème de bégaiement. *Comment* le voyez-vous ? *Qu'est-ce que*, dans ce que vous faites, vous appelez bégaiement ? *Pourquoi* pensez-vous que vous le faites ? Quelles sont les choses les plus utiles que vous pouvez faire lorsque vous bégayez. Quels rapports ont-elles avec ce que vous pensez être mauvais ? Qu'est-ce qui ne vous aide pas ? Pourquoi ? Quand quelqu'un commence à s'interroger sur ce qu'il fait, il peut être amené à faire des observations sur son comportement. Et cela peut alors l'encourager à prendre conscience de sa manière de penser et de ressentir les choses, et aussi de ce qu'il fait lorsqu'il parle. C'est nécessaire ! Vous ne pouvez pas résoudre un problème en agissant comme un simple spectateur attendant que quelqu'un d'autre réponde aux questions que vous n'avez jamais pensé à poser. C'est *votre* problème et vous devez y faire face. Je peux peut-être vous amener à examiner vos propres croyances en vous racontant comment d'autres personnes bègues de différents âges ont considéré leur bégaiement. A mon avis, la manière dont elles parlent de leur problème dépend du nombre d'années durant lesquelles elles ont essayé de s'en débarrasser.

De sept à neuf ans, l'enfant bègue est susceptible d'être troublé et déconcerté par la manière dont il parle et par les réactions des gens.

Un élève de CE1 racontait que, quand il était à la maternelle et au CP, il répétait beaucoup les sons. Les gens ont appelé cela bégaiement. Depuis qu'il avait compris la signification de ce mot, il contractait et « poussait » pour sortir les mots et ne pas « répéter » ou « bégayer ». Mais les gens appelaient aussi « bégaiement » cette tension et cette pression ! Il était perdu !

Un enfant de 9 ans retenait particulièrement sa respiration, clignait des yeux et contractait sa mâchoire.

Pour lui, c'était cela son bégaiement. Un jour, il a commencé à prendre de rapides inspirations pour sortir ensuite très vite le mot. Il expliquait qu'il faisait cela pour ne pas retenir sa respiration et ne pas faire les comportements décrits ci-dessus. Mais les gens considéraient toujours cela comme du bégaiement. Il était déconcerté. Ces enfants adoptaient certains comportements pour « s'aider à sortir les mots » et ces comportements étaient appelés bégaiement. Lorsqu'ils faisaient autre chose pour ne plus y recourir, les gens appelaient aussi cela bégaiement. Leur seule solution alors était de trouver encore autre chose pour ne pas faire ce qu'ils faisaient jusque là. Cela ne vous semble pas troublant ? Et bien, c'était troublant pour les enfants aussi ! Pourtant, on peut observer la même attitude chez les adultes. A quand remonte la dernière fois où vous avez fait quelque chose de semblable, comme rejeter votre tête en arrière par exemple, pour ne pas contracter votre mâchoire et prolonger un son ?

Les enfants d'une dizaine d'années ont souvent des croyances plus magiques sur le bégaiement que les enfants plus jeunes. Quand des enfants de 12-13 ans furent invités à débattre de la question « A quoi ressemble le bégaiement ? », un garçon de 13 ans expliqua que c'était comme monter un cheval sauvage. Il s'inquiétait de savoir quand il (« le cheval sauvage ») se déroberait, hésiterait ou commencerait à ruer devant un mot. Il sentait que la seule chose qu'il pouvait faire était de s'accrocher aussi fort que possible, tirer sur les rênes et juste « espérer » que le cheval ne serait pas trop violent. Un autre enfant de 13 ans racontait que parler était comme faire de la lutte indienne. Il devait constamment faire des efforts et se battre pour que son adversaire (le bégaiement) ne prenne pas le meilleur sur lui. Quand il parlait, il essayait d'être plus puissant que lui. Les enfants parlaient comme s'ils devaient se battre contre leur « bégaiement ». C'était un adversaire avec sa propre faculté de pensée et, dans la plupart des cas, ils avaient peur qu'il soit plus fort qu'eux. Avec un tel point de vue, il est presque naturel que l'enfant sente qu'il a besoin de se contracter, de lutter et d'utiliser ses muscles pour combattre le bégaiement. J'ai observé que les adultes qui bégaient font souvent la même chose, bien qu'ils n'expliquent pas de manière si réaliste les raisons pour lesquelles ils le font.

En tant qu'adulte, vous bégayez sans doute depuis un plus grand nombre d'années que ces enfants. Alors qu'ils cherchent encore activement à «expliquer » les raisons pour lesquelles ils se tendent et luttent, vous avez peut-être de votre côté oublié depuis longtemps de vous demander « pourquoi ? ». Vous ne vous posez plus la question de la nécessité ou de l'utilité des contractions, des mouvements de tête ou des clignements d'yeux que vous faites. Vous les acceptez juste comme une partie de ce que vous, en tant que bègue, vous *devez* faire pour parler. C'est malheureux parce qu'alors vous négligez d'observer, d'étudier et d'expérimenter ce que vous pouvez faire pour parler sans tension ni lutte. Pourtant, vous pouvez apprendre à parler facilement et sans effort.

Il n'y a rien dans votre corps qui vous empêche de parler. Vous avez le même équipement pour cela que n'importe qui. Vous avez la capacité de parler normalement. Vous faites des choses qui interfèrent avec votre parole parce que vous pensez que cela vous aide. Vous contractez les muscles de votre poitrine, de votre

> Vous faites des choses qui interfèrent avec votre parole parce que vous pensez que cela vous aide.

gorge, de votre bouche, etc. pour vous efforcer de combattre le bégaiement. Pourtant, ce sont ces mêmes muscles que vous devez utiliser pour parler. Vous ne pouvez pas faire les deux en même temps car vous n'avez qu'un jeu de muscles. Il est donc extrêmement utile d'étudier ce que font les gens qui parlent normalement. C'est ce que vous devez apprendre à faire. Observez attentivement la manière dont ils bougent leur bouche, leurs lèvres, leur mâchoire lorsqu'ils parlent. Ensuite asseyez-vous et parlez tout seul ou lisez à l'unisson avec quelqu'un et analysez la sensation de mouvement lorsque vous parlez. Il y a une « juste tension » que vous exercez lorsque vous bougez votre mâchoire, votre langue et vos lèvres. Etudiez-la ! C'est ce que vous devez faire lorsque vous parlez. Maintenant commencez à regarder ce qui interfère avec votre parole quand vous faites ce que vous désignez comme du bégaiement. Si vous commencez à retenir votre respiration ou à contracter votre mâchoire, par exemple, vous ne pouvez pas bouger aussi facilement qu'il le faudrait pour parler comme les gens normaux. En résumé, vous avez besoin de développer un sens aigu du contraste entre ce que vous faites, et que vous appelez « bégaiement », et ce que vous faites lorsque vous parlez facilement. Utilisez un miroir ou un dictaphone pour vous aider dans cette observation. Par dessus tout, percevez au plus profond de vos muscles la sensation des mouvements en jeu lorsque vous parlez facilement. Vous serez alors plus conscient de ce que vous faites (et non pas de ce qui vous arrive) lorsque vous vous contractez et interférez avec votre parole.

Après avoir observé attentivement et pratiqué ce que vous faites lorsque vous parlez facilement et sans interruption, par opposition avec la tension, les interruptions ou les accélérations qui interfèrent avec votre parole, placez-vous dans des situations de parole qui ne sont pas stressantes au point de vous empêcher d'observer votre comportement. D'après mon expérience, une personne bègue constate généralement qu'elle commence à avoir peur ou « ressent » qu'elle va bégayer et se contracte. Quel est ce sentiment ? Travaillez de façon à être capable de le tolérer suffisamment pour pouvoir l'observer attentivement. Mettez-vous davantage en situation de parole. Répondez à quelques questions. A quoi ce sentiment est-il similaire ? Est-ce que ce sentiment *seul* vous empêche de parler ? Ou vous contractez-vous quand vous commencez à le ressentir ?

Quand vous commencez à parler, est-ce que vous prêtez attention à ce que vous voulez faire (le mouvement que vous voulez faire) ou est-ce que vous vous préoccupez de ce « sentiment » en attendant qu'il vous dise si vous serez ou non capable de parler ? Etudiez ce sentiment. Si vous l'étudiez dans différentes situations de parole, vous allez vous rendre compte qu'il n'a rien de spécial par rapport à un autre sentiment de peur ou de gêne, etc. Il est très normal. Pourtant, vous avez appris à y réagir en vous contractant ou en accélérant ou ralentissant votre débit. Vous y réagissez essentiellement en *produisant* une activité musculaire supérieure à ce qui est nécessaire pour parler. Lorsque vous vous rendez compte que le comportement de lutte que vous appelez bégaiement est quelque chose que vous *faites* lorsque vous parlez et pas quelque chose « qui vous arrive » magiquement, vous êtes en bonne voie pour commencer à changer ce que vous faites lorsque vous parlez et pouvoir ainsi vous exprimer plus facilement. Vous pouvez alors commencer à parler facilement en démarrant tranquillement, avec la volonté de ressentir les sentiments que vous pouvez éprouver tout en continuant à avancer tranquillement. Vous pouvez tolérer quelques accrocs lorsque vous faites cela. Vous commencerez alors à voir qu'il y a un moyen de sortir de cette jungle.

Parler, c'est essentiellement un mouvement facile et continu de la mâchoire, de la langue et des lèvres, etc.

Il y a des raisons d'être optimiste parce que vous avez la capacité de le faire. C'est essentiellement une question d'apprendre à « vous laisser parler ». Vous avez appris à en faire trop. Vous faites des choses qui interfèrent. Apprenez par l'observation et l'expérimentation que ces choses ne vous aident pas. Parler c'est essentiellement un mouvement facile et continu de la mâchoire, de la langue et des lèvres, etc. Les contractions inutiles ne font que vous emmener sur votre chemin habituel. Votre succès pour contrecarrer cette tension inutile dépendra de deux facteurs.

Le premier est l'acuité avec laquelle vous allez comprendre qu'il n'y a pas de « bégaiement » à *combattre, éviter ou contrôler,* autre que la tension que vous produisez vous-même. Une fois compris cela, votre propre tension devient pour vous un signal pour commencer à réagir de manière constructive en vous relâchant immédiatement et en vous concentrant sur une manière de parler facile et continue.

Le second est la pratique. Vous devez vous exercer à parler facilement comme vous vous exerceriez à taper sur un clavier ou à jouer du piano, même si vous sentez dans votre estomac ou poitrine que vous pouvez vous « planter » sur certains passages. Ensuite, diversifiez vos situations de parole – et pratiquez – jusqu'à ce que vous puissiez parler confortablement chaque fois que vous voulez vous exprimer.

C'est pour vous le début de la thérapie. A partir de maintenant, c'est à vous de voir !

Chapitre 12

Suggestions d'auto-thérapie pour les personnes bègues

Margaret M. Neely

Cher camarade bègue : si vous avez bégayé la plus grande partie de votre vie, vous avez probablement essayé plusieurs moyens pour surmonter ce problème. J'ai fait de même. Ce que j'ai pu observer, en tant que personne bègue et thérapeute, c'est que chaque personne trouve son propre chemin. Il y a une multitude d'approches de la correction du bégaiement. Celle que je suggère n'est pas nécessairement la « meilleure »; c'est juste une approche qui a été efficace pour moi et pour la plupart des individus avec lesquels j'ai travaillé. Elle s'attaque directement à la parole et cela implique des efforts. Beaucoup de gens sont rebutés par ce travail et veulent des moyens plus simples pour surmonter leur problème. Les sentiments d'angoisse qui entourent le bégaiement sont devenus si pesants que la personne bègue réagit en voulant un moyen simple avec des résultats immédiats. La thérapie médicamenteuse pour enlever l'anxiété et les appareils pour bloquer votre audition ou pour vous fournir des modèles rythmiques sont des méthodes faciles qui semblent immédiatement bénéfiques. Je crois que rien ne produit de résultat aussi durable que le travail sur la parole elle-même, une idée qui s'explique peut-être par mon point de vue très particulier de personne à la fois bègue et thérapeute. Mon expérience personnelle est que rien ne « guérit » un adulte bègue, mais qu'on peut efficacement gérer le bégaiement pour qu'il cesse d'être un problème significatif dans sa vie.

Pourquoi cette approche demande-t-elle du travail ? Parce que la parole, comme la marche ou d'autres fonctions corporelles, est acquise tôt dans la vie et devient une habitude bien avant l'entrée à l'école. Nous qui bégayons avons appris à la fois des formes fluentes et bégayées de la parole qui sont désormais

Les formes bégayées de la parole peuvent être modifiées de diverses manières.

automatiques. Vous, en tant que bègue, devez étudiez vos différents types de parole afin de prendre conscience des différences entre la parole fluente et bégayée. Les formes bégayées de la parole peuvent être modifiées de diverses manières, tout comme peut l'être l'écriture. C'est ce changement d'une habitude bien ancrée qui demande du travail.

Lorsqu'il essaie de modifier sa parole, le bègue est confronté à plusieurs problèmes psychologiques. Il y a notamment, en raisons d'échecs précédents, le manque de confiance en sa capacité à agir sur sa parole bégayée, une incapacité à faire face aux sentiments de rancoeur et de solitude (pourquoi moi ?), et l'inquiétude sur l'impact que le bégaiement peut avoir sur les autres et les opinions qu'ils peuvent en avoir. En plus de cela, le bègue se débat avec l'idée que, parce qu'il peut parfois dire ses mots avec fluence, il devrait être capable de les dire ainsi tout le temps. Il peut croire que certains problèmes psychologiques doivent être résolus et cette croyance débouche, soit sur des moments de sur-inquiétude au sujet de sa parole, soit au contraire sur une complète indifférence. Ces sentiments sont devenus automatiques, comme le bégaiement, et sont souvent la part la plus pénible de celui-ci. C'est pourquoi vous pouvez ressentir le besoin de travailler d'abord sur l'élimination des sentiments que vous éprouvez lorsque vous bégayez. Cependant, il est plus facile de travailler d'abord sur la parole et ensuite sur les émotions parce que celles-ci disparaissent en grande partie lorsque vous arrivez à contrôler votre parole.

Par où commencer ?

Votre objectif est de trouver une façon de parler avec laquelle vous soyez à l'aise. Vous aurez besoin d'éliminer l'anormalité de votre bégaiement et d'essayer de trouver une façon de parler qui soit à la fois plus simple et plus contrôlée.

Etudiez votre parole. Apprenez à transformer votre forme habituelle de bégaiement en une prononciation plus contrôlée des mots. Changez votre parole pour y intégrer aussi bien de la fluence, des pauses et une élocution contrôlée que du bégaiement occasionnel.

Pour étudier votre parole, analysez comment vous dites les mots avec fluence et sous une forme bégayée. Vous vous représentez peut-être le mot comme une unité ou un « morceau » de son; en fait un mot

> Analysez comment vous dites les mots avec fluence et sous une forme bégayée.

est composé de sons distincts, tout comme un mot écrit est constitué de lettres distinctes. Pour dire un mot, vous devez passer d'un son à l'autre en utilisant vos articulateurs qui façonnent l'air portant votre voix. Apprenez à percevoir la sensation d'action musculaire lorsque vous progressez dans un mot. Quand un mot est dit avec fluence, ces mouvements musculaires sont coordonnés, déliés et faciles.

Lorsque vous bégayez, vous remarquerez qu'il y a une tension très importante dans les muscles utilisés pour dire le son initial. L'anormalité du bégaiement se trouve en grande partie dans la réaction automatique que vous avez lorsque vous ressentez une soudaine tension musculaire que vous percevez comme une sensation de « blocage ». Vous essayez de combattre ce blocage en poussant plus fort, plutôt qu'en relâchant la tension et en avançant sur le reste du mot. Lorsque vous dites un mot isolé commençant par un B ou un P, par exemple, concentrez-vous sur la sensation de mouvement lorsque vous pressez vos lèvres et qu'elles passent aux sons suivants. Dans le modèle habituel de bégaiement, les muscles vont soit se contracter, pour ensuite se relâcher et reprendre la même position, soit avancer par saccades sur le reste du mot. C'est l'inverse d'une élocution fluente du premier son qui se traduira par un contact doux des lèvres et un changement de position souple vers le prochain son.

Etudiez votre parole lorsque vous conversez. Vous bégayez peut-être plus que lorsque vous dites des mots isolés. Des facteurs tels que la vitesse de parole et la position d'un mot dans une phrase peuvent influencer la manière dont le mot est dit et précipiter le bégaiement. Les bègues ont une bonne dose de parole fluente, au moins équivalente à celle de la parole bégayée. Apprenez à prendre conscience de cette sensation de fluence et des mouvements rapides et faciles des muscles impliqués dans la parole. Ces mouvements sont interrompus uniquement pour prendre une inspiration ou marquer une pause signifiante. Quand une pause due au bégaiement se produit, vous pouvez remarquer que le débit de la parole s'accélère après le blocage, comme pour « rattraper » le temps perdu. Parfois cette vitesse accrue produit une parole rapide et saccadée, difficile à comprendre. Les personnes bègues se précipitent souvent davantage pour parler que celles qui parlent normalement. Vous pouvez essayer de changer à la fois le débit de votre parole fluente et de votre parole bégayée.

Comment vous exercer à remplacer votre forme habituelle de bégaiement par une prononciation contrôlée des mots ?

Commencez avec des mots simples. Observez-vous dans un miroir lorsque vous positionnez votre bouche pour dire le premier son d'un mot. Avancez doucement et lentement d'un son à l'autre à travers le mot. Pratiquez cela silencieusement, en chuchotant, et ensuite à voix plus forte au fur et à mesure que vous apprenez à ressentir la sensation de relâchement des lèvres, de la langue et de la gorge. Grâce à cette conscience du mouvement musculaire, vous pouvez contrôler la production de votre parole, même lorsque vous parlez à d'autres gens et ne pouvez pas utiliser un miroir.

Lisez à voix haute pour vous-même. Dites chaque mot de la phrase comme si c'était un mot isolé. Soyez pleinement conscient de la sensation de mouvement dans le mot.

Exercez-vous à dire les mots en utilisant une technique de parole-écriture. Ecrivez la première lettre du mot lorsque vous commencez à le prononcer et prolongez le premier son jusqu'à ce que vous ayez terminé d'écrire la lettre. Ce premier mouvement lent du mot vous entraînera à combattre l'excès de tension musculaire qui se produit automatiquement au début des mots bégayés.

Essayez d'apprendre une nouvelle façon de parler pouvant être utilisée dans la vie de tous les jours. Vous avez peut-être remarqué que l'un des facteurs qui influence le plus le bégaiement est votre sentiment de stabilité intérieure. Ce sentiment est un mélange de confiance en soi, de calme et de maîtrise de soi. Votre environnement et votre état physique peuvent affecter cet équilibre. La plupart des influences environnementales échappent à votre contrôle. Cependant, vous pouvez choisir une façon de parler qui soit sous votre contrôle, plutôt que de réagir aux pressions avec la tension habituelle et le bégaiement. Ce modèle de parole serait constitué de votre parole fluente, que vous refusez d'accélérer, et de votre parole relâchée, contrôlée et circonspecte. En utilisant votre conscience du mouvement musculaire pour guider vos lèvres, votre langue et votre gorge d'un son à l'autre, tout comme dans l'écriture, vous pouvez réduire une grande part de l'anormalité et de la tension qui se produisent dans un mot bégayé. L'utilisation de cette prononciation contrôlée sur certains des mots fluents aussi bien que sur les mots bégayés peut vous permettre de garder une façon de parler fluide. Cela demande du travail mais peut devenir habituel dans de nombreuses situations. Votre principal objectif est de trouver une façon de parler qui soit confortable pour vous. Cela sous-entend :

1. L'acceptation de l'idée que vous êtes une personne bègue « contrôlée » plutôt qu'un locuteur fluent.
2. La conscience de la « sensation » de former les mots avec fluence.
3. La maîtrise de la panique du bégaiement. Cela arrivera lorsque vous accepterez, comme une chose normale, les pauses et moments de tension qui interviennent dans votre parole. En vous battant moins avec le bégaiement, vous vous sortez de l'embarras, ce qui ne signifie pas que vous pouvez parler plus vite.
4. De l'autodiscipline dans votre pratique quotidienne.
5. De l'humour vis à vis de vos erreurs de parole. Beaucoup de choses peuvent être drôles dans le bégaiement.

Le bégaiement est un problème qui dure toute la vie et qui s'améliore avec l'âge. En tant que personne bègue, vous pouvez retirer une grande satisfaction de voir que vous contrôlez de mieux en mieux votre parole lorsque vous travaillez dessus.

Chapitre 13

Se prendre en main suite à des échecs thérapeutiques

Henry Freund

Comme la plupart des adultes qui bégaient de ce pays, vous avez probablement déjà suivi une thérapie. Celle-ci s'est avérée tout à fait infructueuse ou ne vous a apporté, tout au plus, qu'une amélioration temporaire. Peut-être a-t-elle même produit une "guérison" suivie d'une rechute. De telles expériences ont pu anéantir vos espoirs en l'efficacité de tout autre programme thérapeutique. À moins que cela ait augmenté votre souhait d'un "miracle", de la cure parfaite qui éradiquerait toute trace de bégaiement. Ces deux attitudes sont pourtant injustifiées.

Pour ceux qui ne croient plus à la possibilité de s'en sortir, vous devez savoir que certains bègues ont pu s'aider eux-mêmes, malgré, ou justement à cause, de nombreuses thérapies infructueuses. D'autres auteurs de ce livre vous prodiguent des conseils spécifiques et pratiques pour les périodes plus problématiques. Permettez-moi de vous décrire mes efforts personnels d'auto-amélioration suite à plusieurs thérapies infructueuses, ainsi que les principes sur lesquels ils reposèrent. Et parce qu'il s'agit d'un cheminement bien personnel, ne le considérez pas comme un moule à suivre aveuglément. Chaque individu doit suivre sa propre voie.

Pour ceux qui seraient trop optimistes, une mise en garde s'impose. C'est bien intentionnellement que j'utilise le terme *amélioration* et non *guérison*. Le mieux que puisse espérer l'adulte qui bégaie est une amélioration

> C'est bien intentionnellement que j'utilise le terme *amélioration* et non guérison.

continue, même pendant toute une vie, cette personne devenant moins malheureuse et moins isolée socialement. Il ne s'agit pas d'une cure miracle. Normalement, un bégaiement résiduel subsistera et vous connaîtrez des rechutes. Cela est vrai autant pour ceux qui sont traités par des tiers que pour ceux qui entreprennent une auto-thérapie. Je crois que les personnes bègues "sorties" du bégaiement et qui n'en ont plus aucun symptôme, ne le doivent pas à un travail personnel assidu; elles en sont sorties d'une manière ou d'une autre, sans trop savoir ni comment ni pourquoi. Il s'agit plutôt d'une guérison spontanée et non de la résultante d'une thérapie quelconque.

J'étais sans nul doute un bègue sévère et j'ai été, pendant mes études primaires, secondaires et de médecine, et même après l'obtention de mon diplôme, traité sans succès par des sommités européennes. Mais sans les connaissances acquises par ces tentatives infructueuses, je n'aurais probablement pas été en mesure de m'aider moi-même à vaincre le pire de mon bégaiement. À l'âge de huit ans, j'ai connu une amélioration presque miraculeuse, bien que de courte durée, en parlant d'une manière plus douce et mélodieuse, en prolongeant les syllabes ; je prononçais mes phrases d'une seule traite, sans rupture dans le rythme. Il s'agissait d'une façon de parler très proche du chant. J'avais remarqué pouvoir faire appel à cette technique face à des étrangers, en toute confiance et en étant parfaitement à l'aise, tout autant que mon thérapeute m'accompagnait. Mais il m'accompagnait rarement, n'ayant même jamais fait de tentatives systématiques pour élargir les situations de parole que je pouvais maîtriser. Je retournai chez moi "guéri" pour rapidement connaître une rechute. Les deux sommités suivantes allaient conduire leur thérapie uniquement entre les quatre murs de leur bureau. La première, après plusieurs trucs et beaucoup de raisonnement logique, finit par se rabattre sur la parole rythmée ; bien que cela m'ait donné une fois de plus une facilité miraculeuse, aucun effort ne fut déployé pour m'aider à transférer cette technique dans le monde réel. Le dernier thérapeute refusa tout net de m'accompagner dans les situations réelles de la vie de tous les jours. Il s'attendait à ce que j'aie le courage de le faire par moi-même. Mes nombreuses tentatives pour approcher seul les gens afin de vaincre ma peur de bégayer devaient se solder par un échec et une dégradation de mon bégaiement. Je sais donc par expérience qu'il est inutile d'avoir des exigences vis-à-vis de la personne qui bégaie si on n'est pas disposé à l'aider. Je n'avais pas besoin d'une autorité en la matière, mais d'un ami, d'un partenaire sincèrement intéressé à ma personne et disposé à m'aider. J'ai été chanceux d'avoir un frère qui fut cet ami.

À 35 ans, j'abandonnai ma pratique de médecine générale ; je quittai la Yougoslavie pour débarquer à Berlin afin d'entreprendre un troisième cycle de spécialisation. Ma timidité à approcher les gens avait atteint un point tel que je devais y faire quelque chose ; or j'avais maintenant l'opportunité de prendre un nouveau départ. J'avais de bonnes chances de réussir une auto-thérapie. Non seulement j'avais accumulé

Combler le fossé entre la théorie et la pratique.

une connaissance étendue du bégaiement mais, grâce à

98

mes nombreuses thérapies infructueuses, j'avais aussi une idée assez précise de ce qu'il fallait faire pour combler le fossé entre la théorie et la pratique. Je m'efforçai donc de suivre les lignes directrices suivantes.

1. J'étais résolu à tirer pleinement profit de cette opportunité pour me dévouer corps et âme à la tâche d'auto-amélioration. Mes chances de réussite seraient meilleures si je pouvais me consacrer entièrement à ce seul objectif. Il me fallait profiter pleinement de ce nouvel environnement où personne ne me connaissait comme "bègue" et où rien ne faisait remonter à la surface de pénibles et humiliants souvenirs.

2. Je savais à ce moment-là que je possédais la capacité de parler normalement. Parler est un acte automatique et, la plupart du temps, je parlais normalement. Je savais que le bégaiement était situationnel, qu'il résultait de la peur et de l'anticipation de l'échec, déclenchant une inhibition ou un arrêt de l'énoncé verbal. Je parlais en pensant que la parole était une chose difficile et qu'il me fallait déployer un très grand effort afin de vaincre ces obstacles que j'avais moi-même créés. Parler, pour moi, représentait une expérience chargée d'émotion entraînant un sentiment d'impuissance, d'échec et de défaite. Mais je savais aussi que la méthode que j'avais utilisée enfant et qui mettait l'accent sur les aspects positifs de la parole (la fluidité dans la respiration et la voix, la phonation unifiée de la phrase, les aspects mélodiques de la parole, similaires au chant) m'avait alors détourné des sons redoutés et qu'elle avait tendance à me détendre, rendant ainsi ma parole plus agréable. Ma première étape serait donc d'utiliser cette méthode avec mes proches afin de retrouver cette confiance que j'en avais. Je l'utiliserais comme tremplin dans mes contacts avec les autres.

3. Chaque jour, j'allais discuter avec mon frère de mes difficultés, de mes craintes, de mes doutes, de mes succès, de mes revers et de mes autres problèmes

personnels. Une fois la relation de confiance bien établie, j'expliquai ma stratégie. Il allait m'accompagner quand et où je savais avoir besoin de son aide ; il allait demeurer silencieux lorsque j'étais en confiance mais prendre la relève lorsque j'échouerais ; ou bien il commencerait à parler et je prendrais graduellement la relève. J'allais ainsi accroître, lentement, la variété de personnes et de situations où je parlerais méthodiquement, calmement et avec confiance.

4. Une fois atteint un niveau supérieur de sécurité et de confiance, je pouvais me passer de mon frère. Je me débrouillais seul et continuais à accroître le nombre de situations que je désirais maîtriser. J'y travaillais graduellement, sans trop espérer trop rapidement. Et dans les moments difficiles, je mettais ma fierté de côté afin de discuter de mes problèmes avec d'autres.

5. Ayant quelque peu élargi la diversité des situations et des personnes que j'affrontais sans peur, il me fallait aussi sécuriser mes nouvelles habiletés en me préparant aux inévitables revers. Les rechutes sont inévitables et je devais m'y attendre car il n'y avait aucune méthode infaillible pour les éliminer. Par le passé, les rechutes avaient anéanti non seulement ma confiance en une technique mais aussi mon espoir de venir à bout du bégaiement. Cela n'allait plus se reproduire si je me préparais à les affronter avec la bonne attitude. Certes, des situations et des circonstances allaient surgir pour lesquelles le pouvoir magique de toute méthode serait surpassé par le poids des anciennes peurs et des doutes personnels, les avant-postes de ma zone libérée pouvant encore tomber. La bonne attitude pour affronter les rechutes et les défaites repose sur une philosophie de tolérance de soi, d'acceptation de ses faiblesses et limites personnelles et sur une plus grande objectivité envers soi-même et les autres. Cela donnera lieu à une moindre émotivité. Ici aussi, une discussion franche avec une personne compréhensive contribue parfois à clarifier des

problèmes que vous n'êtes pas en mesure d'observer en toute objectivité.

J'ai suivi ces directives ainsi que d'autres similaires. La révélation se produisit lorsque, après une période préparatoire et accompagné de mon frère, j'osai, pour la première fois, aborder un étranger afin d'expérimenter ces acquis sur lui. Malgré le désir de fuir et une peur frôlant la panique, je m'entendis, à mon grand étonnement, lui poser une question d'une façon calme et méthodique. Cette première percée ébranla les murs de la peur et de l'évitement. Ce fut une expérience émotionnelle très positive accompagnée d'un impact majeur; elle augmenta ma confiance et m'ouvrit de nouvelles perspectives. Soudain, le monde était devenu un endroit plus agréable à vivre et je me rapprochai des autres êtres humains. Plusieurs autres expériences positives similaires allaient suivre. Mon territoire verbal libéré était maintenant devenu trop vaste pour tomber dans les griffes de ces démons que sont la peur et le doute. Pendant les six années suivantes, je parlai pratiquement sans craindre de bégayer ; je m'impliquai dans des activités telles que donner des consultations, des cours et enseigner en qualité de chef de plusieurs cliniques de la parole, tâches qu'il m'aurait probablement été impossible d'entreprendre auparavant. J'ai connu des rechutes mineures, spécialement lors de situations personnelles difficiles. Toutefois, alors qu'un bégaiement résiduel demeure, et que, avançant en âge, je suis devenu un peu plus handicapé socialement, le bégaiement n'a plus jamais retrouvé sa sévérité d'avant mes 35 ans. Et même aujourd'hui, 40 ans plus tard, je continue non seulement à m'étudier mais aussi à me traiter. Je travaille toujours à normaliser ma philosophie de vie ainsi que mes relations avec autrui. Il s'agit pour moi d'une tâche à vie.

> Cette première percée ébranla les murs de la peur et de l'évitement.

Voilà, c'était l'histoire de mon auto-amélioration suite à un traitement infructueux. Peut-être y trouverez-vous des idées qui vous seront utiles. En tout cas, je vous le souhaite !

Chapitre 14

Quelques attitudes favorisant la réussite d'une thérapie

Harold L. Luper

Plus de 25 années se sont écoulées depuis que j'ai entrepris une thérapie qui a réduit fortement mon problème de parole. Pas mal de choses se sont passées depuis dans ce domaine. Bien qu'il y ait eu peu de techniques complètement nouvelles, les améliorations se situent dans la manière dont elles sont programmées et utilisées afin de mieux s'adapter aux individus.

Les orthophonistes recherchent constamment les meilleurs moyens pour aider les personnes bègues, et ce que nous pensons être le mieux aujourd'hui sera remplacé demain par quelque chose d'encore mieux. Pour cette raison, j'ai choisi de ne pas m'attarder sur les techniques et les activités m'ayant aidé ; je vais plutôt mettre l'accent sur les principes et les attitudes générales qui, selon moi, doivent être présents pour qu'une thérapie soit profitable.

Le pouvoir de l'assertivité constructive. Il y a quelques années, Norman Vincent Peale vulgarisa un ensemble d'attitudes dans son livre, *The Power of Positive Thinking*. L'*assertivité constructive* est, selon moi, un des principes m'ayant le plus aidé à modifier mon problème de bégaiement. Comme pour plusieurs d'entre vous, l'évitement représente une des caractéristiques les plus communes et les plus nuisibles du trouble. Je m'efforçais sans arrêt d'échapper à ces mots sur lesquels je savais que j'allais bégayer. Il n'y avait presque pas de limites à ce que j'étais prêt à faire pour éviter les situations dans lesquelles je craignais que mon bégaiement soit gênant. Aller à une soirée représentait pour moi un événement épuisant puisque je passais mon temps à anticiper les mots sur lesquels je pouvais bégayer, et donc à chercher des moyens pour ne pas les utiliser.

> Il n'y avait presque pas de limites à ce que j'étais prêt à faire pour éviter les situations.

Heureusement, avant même de débuter la thérapie, j'avais constaté que l'évitement ne faisait qu'amplifier la peur. Pendant mon service militaire, j'écrivis à un orthophoniste pour lui demander de l'aide. M'informant qu'il serait enchanté de me rencontrer une fois mon service terminé, il me suggéra certaines choses que je pouvais faire entre-temps. La plus importante de ses suggestions consistait justement à écraser l'évitement. Il me suggéra de foncer et de dire les mots sur lesquels je craignais de bégayer tout autant que de foncer et d'affronter les situations que, normalement, j'évitais. Je commençai à mettre cela en pratique. Bien que difficile, je constatai rapidement qu'un inconfort temporaire dû à mes efforts sur un mot difficile valait mieux que cette vigilance et cette recherche constantes afin de trouver la meilleure manière d'éviter les embûches. Avec les années, j'allais constater que c'est encore le meilleur moyen pour réduire mon anxiété et améliorer ma parole lorsque j'ai plus de difficultés.

Être assertif signifie être combatif. Pas besoin d'un thérapeute pour maîtriser cette puissance. Recherchez ces mots et ces situations qui vous énervent au lieu de les éviter au point qu'ils se transformeront en de gigantesques peurs. Vous bégayez sur un mot précis ? Utilisez-le délibérément dans d'autres conversations jusqu'à ce que s'estompe la peur. Une certaine situation vous stresse au point de rendre votre parole ardue ? Impliquez-vous dans des situations similaires jusqu'à ce que vous deveniez plus à l'aise. Là où vous évitiez, recherchez des moyens positifs et constructifs pour réduire votre peur et votre lutte. Oh ! Bien sûr, vous connaîtrez parfois un embarras temporaire lorsque vous buterez sur un mot difficile mais, dans l'ensemble, vous verrez que votre peur, vos points de tension et votre lutte seront moindres en pratiquant l'assertivité constructive.

Explorer le monde redoutable de l'Inconnu. Très tôt en thérapie, je fis une découverte saisissante. Bégayant depuis des années, je ne savais pas vraiment ce que je faisais avec mon mécanisme de la parole lorsque je bégayais. Comme la plupart des personnes bègues, j'étais à ce point embarrassé que toute mon attention était focalisée pour "me sortir" de ma lutte apparemment futile contre cet inexorable "blocage". En thérapie, les cliniciens m'apprirent à étudier mes comportements de parole, à analyser ce que je faisais lors de ces moments de lutte. Plusieurs de mes actions

> Plusieurs de mes actions interféraient plus avec ma fluence qu'elles ne m'aidaient.

interféraient plus avec la fluence qu'elles ne m'aidaient. Ayant l'habitude de refouler ces comportements de bégaiement pour mieux les ignorer, je constatais maintenant que j'apprenais beaucoup à les analyser lorsqu'ils se manifestaient. Vous aussi pouvez explorer l'inconnu. Vous pourriez bien constater que vous serrez trop vos lèvres ou coincez votre langue sur votre palais. Vous pourriez constater qu'en initiant un mot, vous créez une tension indue. Au fur et à mesure que vous prendrez conscience de ce que vous faites pour nuire à votre parole, vous réaliserez que ces comportements sont, pour la plupart, contrôlables. Attachez-vous à modifier ce que vous faites lorsque vous bégayez en faisant différemment ces actions qui nuisent à la fluence. Le bégaiement perdra alors certains de ses pouvoirs magiques pour ne devenir que ces choses que vous faites. Vous pourriez même faire une

Vous n'êtes pas aussi dépourvu que vous le croyez lorsque vous bégayez.

découverte très importante : que vous n'êtes pas aussi dépourvu que vous le croyez lorsque vous bégayez.

Se fixer des buts réalistes, accessibles. Un autre aspect directement relié à ces changements dont nous venons tout juste de parler consiste à se fixer des objectifs identifiables et réalistes. Plusieurs d'entre vous ont probablement, tout comme moi, une vision trop perfectionniste de la parole. Je recherchais la fluence parfaite, excluant tout bégaiement, résiduel ou pas. Moins que cela, c'était un échec.

Lorsque vous constaterez que tous les locuteurs montrent des hésitations et autres disfluences dans leur parole, qu'il est irréaliste de penser pourvoir changer, entièrement et en un clin d'œil, un problème avec lequel vous vivez depuis de nombreuses années, vous saurez tirer une satisfaction des progrès même mineurs et ferez preuve d'une plus grande tolérance envers ces difficultés que, parfois, vous rencontrerez encore. Plutôt que d'espérer une fluence totale en toute situation, mettez l'accent sur des objectifs plus concrets, par exemple la réduction de cette tension excessive au niveau de vos lèvres.

Accordez moins d'importance au bégaiement. Une des réalités qu'il me fut difficile à accepter, c'est que le bégaiement ne soit pas la pire des calamités. Des années durant, j'ai pensé qu'il n'y avait rien de pire que le bégaiement, attitude qui influença la perceptôn que j'avais de moi-même. Parce que je faisais partie de cette minorité que constituent les personnes bègues, j'étais, sans nul doute, handicapé. Vieillir a certes ses inconvénients mais a au moins l'avantage de nous permettre d'acquérir une vision plus réaliste des choses. Au fil de mes rencontres avec des personnes ayant d'autres problèmes, je constatai qu'il existait plusieurs autres difficultés bien pires que le bégaiement. Car une personne bègue a toujours la capacité de faire presque tout ce qu'elle veut, malgré son bégaiement.

En considérant le bégaiement selon une perspective plus réaliste, vous réduirez une partie de votre nervosité, ce qui facilitera votre travail vers le rétablissement. Vous serez moins gêné lorsqu'il se manifestera et cesserez de vous percevoir comme handicapé, améliorant ainsi votre confiance en vous-même.

Maintenir les améliorations. Plusieurs d'entre vous avez connu une amélioration en thérapie pour constater, une fois celle-ci terminée, que les problèmes refont surface. Une rechute mine souvent votre moral et donne lieu à un sentiment d'échec – on en vient à penser qu'il ne sert à rien de tenter de modifier le bégaiement puisqu'il reviendra de toute manière.

Il arrive souvent que l'individu affrontant un tel revers réagisse très fortement au retour des comportements de lutte. Il oubliera que les problèmes qu'il connaît présentement ne sont ni aussi fréquents ni aussi sévères que ce qu'ils ont déjà été. Soudain, la crainte du bégaiement réapparaît, suivie de près par l'évitement et les comportements de lutte. Plutôt que d'accepter passivement une attitude aussi défaitiste, il vaut mieux revenir aux principes de base : identifier ce que vous faisiez précisément puis tournez-vous vers des comportements facilitant la parole.

Trop de personnes bègues cesseront trop rapidement leurs efforts une fois atteint un certain degré de fluence et perdue une grande partie de leur crainte. C'est oublier que les comportements de bégaiement se sont instaurés selon un parcours fort complexe de renforcements, et cela sur une longue période de temps. Elles oublient de faire ces choses favorisant le maintien des nouvelles habitudes de parole. Lors de tout nouvel apprentissage, nous traversons trois étapes : (1) mise en place d'une nouvelle habitude, (2) le transfert de cette habitude dans diverses situations, et (3) le maintien du nouveau comportement. Si, après avoir instauré des changements positifs dans vos comportements de parole, vous retournez à ces attitudes et ces pratiques qui, à l'origine, constituaient une partie du problème, pas étonnant que le problème réapparaisse.

Afin de maintenir les progrès accomplis en thérapie, il vous faut élargir vos horizons et occasions de parole. Le temps est venu de vous inscrire à ce cours d'art oratoire dont vous avez toujours eu si peur

Elargissez vos horizons de parole.

ou d'accepter les invitations à des événements sociaux lors desquels vous rencontrerez forcément plusieurs personnes. Comment peut-on assimiler complètement de nouvelles techniques de nage si on cesse de nager ? Il en est de même avec de nouvelles attitudes et comportements de parole : à défaut de vous impliquer dans diverses situations, vous perdrez vos acquis.

J'espère que quelques-unes de mes suggestions vous seront utiles. Avant de terminer, j'aimerais exprimer ma sincère gratitude envers les deux personnes qui furent mes thérapeutes il y a 25 ans. Ils se reconnaîtront. J'aurais probablement pu réaliser plusieurs de ces changements sans eux, mais je suis convaincu qu'ils ont contribué à changer ma vie, pour le mieux.

Chapitre 15

Message aux adultes qui bégaient

Gerald R. Moses

Si vous bégayez depuis un certain temps, ce problème vous a probablement plus préoccupé et intrigué que tout autre aspect de votre vie. Vous avez découvert que votre bégaiement interfère dans vos relations, mêmes les plus basiques, avec les autres et tend même à les compliquer. Vos attentes et espoirs de succès personnels, sociaux ou professionnels ont été réfrénés par votre sentiment d'être un locuteur inadapté.

Vous êtes conscient que votre souci de savoir ce que les autres pensent de vous vous a emprisonné et frustré. Vous vous demandez pourquoi vous êtes capable de parler librement dans une situation et pas du tout dans une autre. Surtout, vous vous êtes demandé : « Pourquoi moi ? Pourquoi est-ce que je bégaie et pas les autres ? » Vous avez essayé de suivre les conseils qu'on vous donnait. « Ralentis, pense à ce que tu vas dire, siffle, etc. » Vous avez même inventé vos propres techniques pour prévenir le bégaiement. La plupart de ces conseils ont réussi à détourner quelque peu votre attention du bégaiement. Certains ont même fonctionné pendant un moment. Mais le soulagement provisoire donné par cette distraction n'a pas résolu vos difficultés.

La plupart des choses que vous avez lues ou entendues sur le bégaiement vous ont semblé confuses et déconcertantes. Quand certains auteurs pensent que vous bégayez parce que vous êtes physiquement différent de ceux qui ne bégaient pas, d'autres semblent convaincus que votre bégaiement est dû à un problème émotionnel. En fait, les personnes qui bégaient semblent avoir les mêmes caractéristiques physiques et émotionnelles que celles qui ne bégaient pas. La vraie différence entre ceux qui bégaient et les autres semble être... que les personnes bègues bégaient.

Lorsque le bégaiement se développe, les simples répétitions et prolongations sont remplacées par des efforts pour sortir les mots. Survient alors la gêne et l'évitement de mots, de situations et de certains interlocuteurs. Une certaine dose d'émotionnel est dès lors injectée, ce qui complique et renforce encore le problème. Les réactions négatives de vos interlocuteurs vous convainquent que votre parole est déplaisante. Cela mène à des tentatives encore plus désespérées pour prévenir le bégaiement par tous les moyens possibles; la lutte et l'évitement sont les plus courants.

Durant les périodes de crise ou de conflit, vous avez des solutions alternatives pour surmonter et résoudre ce problème. L'éventail est très large. A une extrémité, nous trouvons la fuite ou l'évitement. De l'autre côté, nous avons le combat ou la lutte. Selon l'occasion, l'un ou l'autre de ces extrêmes peut être adapté mais un compromis raisonnable semble plus sain, plus efficace et plus généralement utilisé. Quand les mesures extrêmes deviennent la règle, le problème initial s'est aggravé. D'un côté il est devenu un problème de lutte, de l'autre un problème d'évitement. Le bégaiement se développe et s'aggrave quand les réactions extrêmes deviennent des réactions apprises et routinières à ce qui n'était au départ qu'un simple problème de disfluence.

Le point crucial est que la lutte et l'évitement aggravent le problème de bégaiement. Les répétitions simples de sons sont devenues des répétitions dures accompagnées de tension et de contorsions faciales quand la force et la précipitation viennent s'y ajouter. Les auditeurs réagissent négativement à la lutte : cela vous convainc que vous devez « faire plus d'efforts » et vous vous débattez encore plus. De manière similaire, les réactions négatives à votre bégaiement vous incitent à l'éviter ou à le dissimuler. Votre parole devient prudente et retenue. Votre attention est dirigée vers l'évitement des mots bégayés plutôt que vers la planification de vos pensées. L'évitement renforce votre besoin d'être fluent. Le côté le plus nocif de ce processus est la manière subtile dont la lutte et l'évitement deviennent partie intégrante de vous-même. Ils deviennent involontaires et vous les utilisez sans vous en rendre compte.

Si vous voulez travailler sérieusement pour résoudre votre problème de bégaiement, alors il est temps de changer votre approche.

Les moyens simples de surmonter la difficulté conviennent un moment mais, sur le long terme, ils renforcent le problème. Les conseils suivants sont présentés par ordre d'importance, même si une approche par étape de la résolution du problème de bégaiement ne tient pas compte des différences entre les personnes qui bégaient,

> Les moyens simples de surmonter la difficulté renforcent à long terme le problème.

Réduire les évitements. Décidez de réduire votre recours aux évitements. Essayez de bégayer ouvertement et de manière audible. Laissez entendre et voir vos bégayages plutôt que de continuer à les dissimuler par la précipitation et le silence. Essayez de bégayer avec détermination et la volonté d'avancer plutôt que de vous retenir ou de remettre à plus tard ce que vous voulez dire. Efforcez-vous de maintenir le contact visuel avec vos interlocuteurs. Détourner le regard coupe le lien de communication avec ceux qui vous écoutent et les convainc que vous êtes honteux et dégoûté de la manière dont vous parlez. Lorsque vous vous présentez en ayant l'air embarrassé et mal à l'aise, vous risquez plus de recevoir des réactions négatives de votre auditoire que si vous bégayez ouvertement. Mettez-vous délibérément dans les situations que vous redoutiez auparavant. Jugez votre performance sur la manière dont vous avez abordé la situation plutôt que sur votre niveau de

> Mettez-vous délibérément dans les situations que vous redoutiez auparavant.

bégaiement ou de fluence. Commencez à vous accepter comme vous êtes et comme vous voulez être plutôt que comme vous pensez que les autres veulent que vous soyez. Nous avons tous besoin d'être aimés et d'être proches des autres. Cependant, trop de « respect humain » nous enferme dans ce que nous pensons que les autres veulent que nous soyons.

Bégayez plus simplement. Lorsque vous vous attaquez ouvertement à vos principaux moments de bégaiement, vous pouvez essayer de changer leur forme. Regardez vos bégayages rationnellement plutôt qu'émotionnellement. Etudiez-les en y restant plus de temps que cela vous aurait pris habituellement pour en sortir. Résistez à l'envie de sortir rapidement du bégaiement. Même si c'est difficile de devenir moins sensible à ce que vous faites, vous avez besoin de devenir plus réaliste sur vous-même. Durant quelque temps, vous devez vous intéresser à la manière dont vous parlez plutôt qu'à ce que les autres peuvent penser de vous.

Expérimentez différentes façons de bégayer afin d'apprendre comment vous bégayez et de connaître la force de votre bégaiement. Identifiez et spécifiez ce que vous faites lorsque vous bégayez. Commencez par faire la liste de vos comportements de lutte qui ne font pas partie de l'acte de parler. Prenez conscience de vos mouvements de tête ou de bras, des clignements d'yeux, d'autres gestes ou rigidité corporelle, claquement de lèvres ou bruits divers, gonflement des joues ou pincement des lèvres. Vous chercherez à éliminer ces comportements en augmentant la conscience que vous en avez et en les séparant de vos tentatives de parler. Exercez-vous à les utiliser et insérez-les volontairement dans votre parole aux moments où vous bégayez moins. Prouvez-vous qu'ils ne sont pas nécessaires pour parler, en les utilisant indépendamment des moments sévères et réels de bégaiement.

D'autres comportements caractérisant votre bégaiement peuvent être modifiés et normalisés. Faites un inventaire des luttes qui l'accompagnent. Des facteurs comme la précipitation, la tension des lèvres, du visage et de la gorge et des postures pré phonatoires anormales des sons doivent être notés.

Normalisez vos tentatives pour dire les mots bégayés. La parole normale est facile et en mouvement. Les gestes sont relâchés et produits sans effort. Essayez de prolonger le premier son d'un mot qui vous pose problème jusqu'à ce que vous sentiez que vous pouvez sortir facilement le reste du mot. Si les prolongations vous mettent mal à l'aise, essayez une simple répétition de la première *syllabe* du mot. Maintenez la prolongation ou la répétition *de manière très audible.* Abordez le mot directement et avec détermination. Vous devez apprendre à aborder vos bégayages ouvertement et franchement. Vous devez aussi éliminer l'effort et la précipitation que vous mettiez auparavant pour parler. Jugez votre performance sur votre niveau d'approche (bégayez suffisamment fort et longtemps pour examiner ce que vous faites) et le degré de facilité pour sortir les mots.

C'est un bon remède ! C'est le contraire de ce que avez jusqu'à présent improvisé et appris. L'accent est mis sur *l'exhibition* contrôlée de votre bégaiement, pas sur son inhibition. Compte tenu du nombre de fois où vous avez auparavant inhibé votre bégaiement, on peut penser que plusieurs exhibitions seront nécessaires pour changer significativement votre manière de parler. Pour être à l'aise dans l'utilisation d'un bégaiement normalisé, il vous faudra beaucoup d'exercice. Vous pouvez choisir un ami ou un confident avec qui vous pourrez discuter de vos succès et de vos échecs, de vos triomphes et de vos flops. Votre objectif n'est pas d'avoir une parole parfaite mais plutôt de réduire votre inquiétude vis à vis de votre parole et de normaliser vos tentatives pour parler.

Reconnaissez et tolérez les disfluences normales. La parole normale contient toutes sortes de disfluences. Les répétitions simples de mots et de phrases, les corrections et les phrases incomplètes sont quelques exemples de disfluences normales. Quand elles se produisent, et tant qu'elles ne sont *pas* utilisées comme des mécanismes d'évitement, elles doivent être vues comme des choses normales et non comme des symptômes de bégaiement. L'intolérance aux disfluences normales vous pousse à essayer de parler avec une fluence parfaite, ce qui constitue un but inatteignable pour quiconque. Ecoutez ces interruptions de la fluence dans la parole des personnes non bègues. Quand le même type de disfluence survient dans votre parole, vous devez l'accepter et considérer cela comme normal.

Encore une fois, ces conseils sont un remède efficace. Je sais combien ils peuvent sembler difficiles à suivre mais je vous encourage à les essayer franchement. Pour finir, je souhaite vous adresser tous mes vœux de succès et vous dire mon respect pour votre détermination à aborder et résoudre votre problème de bégaiement.

Chapitre 16

Quelques suggestions pour obtenir et maintenir une plus grande fluence

David A. Daly

Comme la plupart des personnes qui bégaient, je me couchais chaque soir en priant pour me réveiller fluent et je découvrais chaque matin en me levant que mon bégaiement était toujours une réalité. Après plusieurs années de tentatives menées à contrecœur, j'ai laissé tomber la thérapie et mes spécialistes de la parole. Découragé, accablé et déprimé, j'ai songé à me suicider ou à devenir moine dans un ordre religieux ayant fait vœu de silence. Je n'ai fait ni l'un ni l'autre. Au lieu de cela, j'ai avancé cahin-caha quelques années et j'ai réussi à passer le cap du lycée en choisissant soigneusement les cours qui nécessitaient peu ou pas de participation orale. Comme je me sentais plus à l'aise dans le cursus des pathologies de la parole, j'ai décidé de faire un Master dans ce domaine.

Durant mon stage, deux de mes patients se sont plaints au directeur du programme que mon bégaiement était pire que le leur. Après les avoir réaffectés à d'autres praticiens, le directeur m'a demandé de consulter moi-même un spécialiste des pathologies de la parole.

Etonnamment, cette personne m'a écouté quand je lui ai raconté mon rêve de devenir fluent (j'avais l'illusion qu'il était possible de le devenir parfaitement). Ce praticien n'a pas discuté ou essayé de me raisonner. Au lieu de cela, il m'a dit : « Je ne sais pas jusqu'à quel point tu peux devenir fluent; pourquoi ne pas travailler ensemble et voir ce qui se passe ? » Il ne m'a pas fait de promesses. Il ne m'a pas donné de garanties. Mais son attitude tranquille et pourtant résolue m'a convaincu de me lancer de nouveau dans une thérapie. Ses réponses honnêtes, rassurantes et sincères à mes questions réveillèrent les espoirs de succès depuis si longtemps enterrés au plus profond de moi. Rétrospectivement, je soupçonne cette confiance qu'il m'a inspirée d'avoir été à la base des progrès significatifs que j'ai connus ensuite. Vous trouverez ci-dessous quelques suggestions et conseils pour soigner votre bégaiement qui, je l'espère, vous inspireront et vous encourageront à poursuivre votre quête vers la fluence. Car il est possible d'améliorer votre fluence !

Cela vous intéressera peut-être de savoir que j'ai commencé ce voyage vers la fluence à environ 25 ans, lorsque j'étais en pleine interrogation sur moi-même. J'étais anxieux, effrayé par la vie, réticent à essayer des choses nouvelles et gêné par la plupart des choses que je faisais. La prise de risque et l'essai de choses nouvelles étaient précédés par la procrastination, l'angoisse et la peur de l'avenir. J'étais sûrement un défi pour tout praticien sincèrement dévoué.

Heureusement, ce thérapeute m'a aidé à me fixer des objectifs plus réalistes et réalisables. Il m'a convaincu que, plutôt que de devenir parfaitement fluent, il serait peut-être plus intelligent de chercher à devenir aussi fluent que je pouvais l'être. Ensuite, il m'a aidé à voir que mon

> J'avais besoin de me fixer des objectifs plus réalistes et réalisables.

bégaiement n'était pas un fléau mais plutôt un défi et que je pourrais consacrer du temps et de l'effort pour le modifier. Je me suis fixé alors pour objectif d'exercer mes capacités à la fluence au moins cinq minutes par jour.

En m'obligeant à parler davantage et à appliquer les techniques que mon thérapeute m'avait enseignées, j'ai découvert que de petites victoires étaient possibles si je tentais des prises de parole simples, concrètes et réalisables. J'ai commencé par mettre 10 trombones dans ma poche gauche chaque matin. Chaque fois que je tentais et réussissais une phrase préparée à l'avance, par exemple demander son chemin pour un magasin, je faisais passer un trombone dans ma poche droite. A la fin de la journée, je comptais et je notais combien de trombones j'avais transférés. Les jours où je trouvais seulement un ou deux trombones dans ma poche droite, je me donnais mentalement un coup de pied au derrière. Je réalisais que si je ne faisais pas d'efforts pour m'améliorer, les progrès étaient impossibles. Les mots de Benjamin Franklin : « Pas de gain sans peine » résonnaient dans ma tête. Je me jurais de faire plus d'efforts. J'entendais alors les mots de Yoda : « Fais ou ne fais pas, d'essai il n'y a pas »[3].

C'est une chose d'énoncer les tâches que vous vous assignez mais c'en est une autre de réellement sortir et de les réaliser. Plus vous parlerez, plus vous ferez des progrès et gagnerez en contrôle sur votre parole. Et en tenant une comptabilité écrite des phrases prévues et réussies, vous pourrez chaque fin de semaine constater de visu vos petites victoires. La reconnaissance de vos efforts et ces victoires augmentent votre confiance en vous et vous rapprochent de votre objectif final.

Le fait de parler davantage et de devenir de plus en plus à l'aise en le faisant a de puissants effets

---

[3] Note du traducteur : Dans le film « L'Empire contre-attaque », Yoda demande à Luke d'utiliser la seule force de sa pensée pour sortir son vaisseau qui a sombré dans l'eau. Luke répond « je vais essayer ». Yoda lui dit alors « Fais ou ne fais pas. D'essai il n'y a pas ».

secondaires. Cela augmente l'estime de soi. Doper votre confiance vous incite à vouloir relever des défis encore plus grands. Le succès engendre le succès. Comme la tortue, les personnes qui bégaient commencent seulement à faire des progrès quand elles veulent bien sortir un peu leur cou.

Avant d'atteindre une telle réussite, j'avais peur du changement. Je croyais que mon bégaiement faisait de moi un « géant enchaîné ». Si seulement je ne bégayais pas, me disais-je, tout me réussirait. Lorsqu'en thérapie on m'a demandé de me décrire en listant mes forces et mes faiblesses sur un grand tableau noir, j'ai écrit : « Je bégaie.» Et je suis retourné m'asseoir. Progressivement, mon praticien m'a aidé à avoir une image de moi moins restreinte. Et il m'a montré qu'étudier mon bégaiement et m'étudier moi-même étaient des activités productives et bénéfiques. J'ai réalisé qu'au lieu de changer ce que j'étais pour aller vers quelque chose d'inconnu, changer me permettait de devenir davantage ce que j'étais.

Lorsque les différentes techniques suggérées par votre thérapeute et vos différentes lectures ont commencé à engendrer une plus grande fluence (c'est-à-dire moins de tension et de parole chaotique), votre enthousiasme et votre envie de continuer à vous exercer peuvent commencer à s'émousser et à disparaître. Lorsque cela se produit, votre bon vieux bégaiement revient. Quitter un espace de confort n'est jamais facile. La plupart des être humains reviennent à ce qu'ils supportaient auparavant. De plus, les nouvelles techniques génératrices de fluence qui sont devenues faciles à appliquer après un entraînement assidu, deviennent aussi faciles à *ne pas* faire. Manquer un jour ou d'eux d'entraînement devient une habitude. Ce qui était devenu facile à faire devient alors facile à ne pas faire. S'exercer de manière inconsistante ou

> L'entraînement est le meilleur des percepteurs.

insuffisante mène presque toujours à une rechute. Les patients qui réussissent ont une devise simple : « S'exercer un peu chaque jour aide à conserver une parole plus fluente et plus régulière. » Le sage conseil de Sénèque me revient en mémoire : « L'entraînement est le meilleur des précepteurs.» Tant que vos capacités d'expression ne sont pas solidement établies, incorporez dans votre programme quotidien un temps d'entraînement à la parole.

Plusieurs études suggèrent que les progrès ne sont pas durables s'ils ne reposent que sur des méthodes comportementales. En parallèle d'une pratique régulière de la parole, de plus en plus de praticiens et de patients rapportent les bénéfices qu'ils retirent de se visualiser eux-mêmes en train de parler avec fluence. Des athlètes olympiques et des personnes ayant réussi dans tous les domaines ont rapporté avoir obtenu le succès en ajoutant des exercices de visualisation à leurs programmes d'entraînement. Le succès est obtenu en pré-jouant dans leur tête, de manière aussi claire et vivante que possible, des scènes ou des images représentant les réussites qu'ils souhaitent. Ce sont des techniques qui fonctionnent depuis des années pour les golfeurs et joueurs de tennis professionnels. Je peux moi-même témoigner des effets positifs de la visualisation pour l'avoir testée sur moi et avec mes patients qui bégaient.

En parallèle des activités traditionnelles de thérapie orthophonique, il vous faudra prendre quelques minutes pour vous relaxer : fermez les yeux et visualisez-vous parlant avec fluence dans diverses situations. Par exemple lorsque vous vous présentez. Un entraînement régulier vous permet de voir les scènes imaginées de plus en plus clairement. Les athlètes olympiques affirment que plus l'image est claire, plus elle a de chances de se réaliser. Exercez vous sur plusieurs scènes différentes, comme de vous voir parler tranquillement au téléphone. Cette image doit être pratiquée encore et encore. Bien sûr, d'autres situations de parole que vous souhaitez réussir doivent aussi être pratiquées. Un entraînement régulier à la visualisation est aussi important qu'un entraînement régulier à la parole.

Certains chercheurs affirment que ces activités sont basées sur la philosophie de l'accomplissement. Cela signifie que quand un golfeur se dit qu'il ne va pas réussir un coup facile, il le rate souvent. Quand un joueur de baseball se dit : « J'espère que je ne vais pas louper », il loupe souvent. De la même manière, quand une personne qui bégaie se dit « J'espère que je ne vais pas bégayer en répondant au téléphone. », généralement elle bégaie. Sous pression, les gens se contractent et font souvent précisément ce qu'ils ne veulent pas faire. Cela semble aussi vrai pour les personnes qui bégaient. Visualisez ce que vous **voulez** faire et non ce que vous **ne voulez pas** faire. Soyez positif.

Les exercices de visualisation permettent aux patients de se voir, dans leur tête, parler avec fluence et sans aucune tension. En général, un entraînement régulier agit profondément sur le comportement à venir. Et un entraînement régulier renforce la confiance de la personne en de possibles réussites. Une parole plus fluente et facilement produite montre qu'un tel progrès est possible.

Pratiquer la visualisation positive a un avantage majeur sur la pratique de la parole à voix haute. Cela peut être fait silencieusement, à des moments où il n'est pas possible de s'exercer à parler. La visualisation peut par exemple être pratiquée dans la file d'attente d'un fast-food, dans la salle d'attente d'un médecin ou d'un dentiste, ou lorsque vous êtes en voiture avec d'autres personnes, etc. Plusieurs minutes peuvent être prises sur des emplois du temps chargés, simplement en visualisant des prises de parole réussies lorsque vous regardez la télévision. Les pauses publicitaires constituent d'excellents moments pour s'exercer. Nous avons découvert que « Pratiquer un peu chaque jour aide la fluence à persister». C'est Mary Wood, lors d'un atelier de parole, qui a, je pense, le mieux décrit cela. Elle a dit : « Ce que nous pensons, nous le provoquons ».

Par de nombreux aspects, la vie (et la fluence) semble être une prophétie d'auto-accomplissement. Certaines personnes que j'ai connues pensent qu'augmenter, même en le doublant, leur temps de parole ou qu'ajouter des exercices de visualisation à un programme thérapeutique, n'aura aucune incidence sur leur fluidité. La recherche a montré que la conviction d'une personne et sa détermination peuvent faire une réelle différence.

Henry Ford a dit : « Si vous pensez que vous pouvez ou pensez que vous ne pouvez pas, vous avez probablement raison. » Un fait semble évident : peu importe dans quelle mesure des techniques spécifiques ou des spécialistes de la parole soient bons, le

> Si vous pensez que vous pouvez ou si vous pensez que vous ne pouvez pas, vous avez probablement raison

changement intervient seulement quand les patients s'engagent à faire le travail nécessaire au changement. La pratique est essentielle. Croire que des changements positifs sont possibles est aussi important.

Je crois que la combinaison d'exercices de parole et de visualisation positive est un traitement efficace qui aide nombre de personnes qui bégaient que je connais, et des centaines que je ne connais pas. Qu'avez-vous à perdre ? Vous pouvez parler avec succès plusieurs fois par jour sans que personne ne le sache. Cela ne coûte rien et peut-être verrez-vous votre attitude changer un peu. Il se peut aussi que vous croyiez encore davantage en la possibilité de progrès éventuels. Vous pourriez même constater certains bénéfices et résultats positifs.

Si ce que vous avez fait dans le passé ne marche pas, pourquoi ne pas essayer de pratiquer la *parole ciblée* et *les exercices de visualisation*. Vous savez que si vous ne faites pas quelque chose, rien ne changera.

Qu'avez-vous à perdre ?

Chapitre 17

Le changement : quand les qualités potentielles deviennent des réalités

Joseph G. Agnello

Jusqu'à l'âge de 28 ans, j'avais un sévère problème de bégaiement. Certains des changements miraculeux intervenus dans ma parole peuvent être attribués à mon thérapeute, le Dr. Charles Van Riper (Van) et à mes efforts pour relever les défis qu'il me lançait.

La thérapie avec Van a apporté un changement plus important dans mon attitude que dans ma performance oratoire. Quand la thérapie a pris fin, j'étais satisfait de mes progrès même si j'avais toujours des répétitions et des blocages. J'avais décroché mon Master et ma thèse de doctorat à l'Université de l'Ohio était supervisée par le Dr John W. Black, la seule personne en qui Van avait confiance pour préserver les bénéfices de ma thérapie. Le plus satisfaisant, cependant, était de sentir que je pouvais avancer dans ma parole. Pour la première fois de ma vie, j'étais libre d'exprimer toutes sortes de pensées. J'avais peu d'évitements de sons, mots, personnes ou situations. Je pouvais commander un soda à la fraise sans être traumatisé. Pour moi, c'était aussi bien que d'être « guéri ». J'avais découvert que tout acte de parole pouvait être un défi qui ne se terminait pas nécessairement par un échec. « Apprends de l'échec...

Ne perpétue pas l'échec. » Ce sont quelques-uns des challenges de Van Riper que j'essaie de transmettre dans ce chapitre.

Avant ma thérapie, j'avais beaucoup d'idées fausses sur les raisons de mon bégaiement. Les gens me donnaient des conseils mais aucun ne semblait efficace. Je pensais que le bégaiement était un état pour lequel il n'y avait pas de solutions. En toute honnêteté, certains des conseils que j'ai reçus étaient bons; je ne les comprenais simplement pas, n'étant pas prêt à les appliquer et, par conséquent, je les rejetais. Les conseils qu'on ne peut pas suivre sont souvent écartés; c'est à maints égards regrettable.

Les personnes qui bégaient entretiennent souvent des pensées négatives sur elles-mêmes, leur parole et les autres. Ces pensées ne font que perpétuer le problème et empêchent d'identifier et d'appliquer les bons conseils. De plus, ces pensées ne sont pas fondées. Durant mes jeunes années, j'étais la proie de pensées négatives : je ne peux pas parler; je bégaie parce qu'il y a quelque chose qui ne va pas dans ma tête; je suis intellectuellement lent; Je suis d'un tempérament nerveux; mon père a honte et est gêné par mon bégaiement; je pense plus vite que je ne parle. La fluence, pensais-je, était due à des sentiments et traits de caractère positifs : je suis sportif; j'ai le sens de l'humour; je me sens détendu; je ne pense pas au bégaiement. Et finalement, il y avait les « pourquoi » : Pourquoi est-ce que je bégaie ? Pourquoi suis-je parfois fluent ? POURQUOI ? S'attarder sur de telles pensées et questions ne fait que perpétuer l'idée d'être dans un « état.» Lorsque je pensais être dans un état, je croyais que la solution au bégaiement était simplement de ne pas bégayer. Ce fut un choc de réaliser que j'avais un problème; et l'ampleur de la tâche nécessaire pour résoudre ce problème était intimidante.

Un épisode vécu avec Van illustre cette idée que le bégaiement est un problème pas un état. Cet événement a été déterminant pour me motiver à travailler sur mon attitude et mes habiletés de parole. Il a amené les remarquables changements que j'ai connus dans mon caractère et ma parole durant mes années de thérapie et même au delà.

J'étais au milieu de ma thérapie et nous discutions beaucoup du « pseudo-bégaiement. » Cela consistait tout simplement à faire, consciemment et délibérément, ce que j'avais toujours essayé d'éviter : bégayer. Simuler le bégaiement était un défi que je n'arrivais pas à relever et je commençais à être déprimé par mon absence de progrès.

Un jour, Van m'a demandé de l'accompagner à Allegan, dans le Michigan, où il devait donner un discours matinal au Lion's Club. Il est passé me prendre à 6 heures du matin. J'étais resté debout une grande partie de la nuit m'inquiétant de savoir si j'aurais à parler et n'avait même pas pris la peine de me doucher ou de me raser. Quand Van s'est arrêté dans un petit restaurant en bord de route, je mourais d'envie d'avoir un café et un beignet. A l'intérieur, quelques routiers assis à une table étaient en train de rigoler et de parler. Van et moi nous sommes assis au comptoir. Le serveur s'est approché pour prendre ma commande.

J'ai commencé à bégayer. Je baissais les yeux; tout ce que je pouvais voir, c'était le tablier graisseux du serveur tendu sur son gros ventre. J'étais persuadé qu'il s'amusait de ma détresse. Main sur la tête et bouche crispée, je continuais à me battre avec la première syllabe de ma commande. Je pris davantage conscience des rires des routiers -provoqués évidemment par mon embarras. Finalement, je réussis à sortir « c-c-c-café » en forçant et décidai d'oublier le beignet. Le serveur s'est tourné vers Van pour prendre sa commande; j'étais tiré d'affaire ! Le soulagement s'est transformé en stupéfaction quand j'ai entendu Van commencer à faire semblant de bégayer.

Je fus agréablement surpris par l'expression du serveur quand Van bégayait pour passer sa commande de café et de beignets. Je regardai les routiers. Ils continuaient à parler et rire, sans se soucier de nous. Le serveur dit sur un ton détaché : « Je n'ai jamais servi deux types qui bégayaient. Mon frère bégaie. » Van répondit : « Oui, nous b-b-b-bégayons tous les deux. Je suis professeur et mon ami et moi allons à Allegan pour faire un discours. » « C'est super ! » s'exclama le serveur avant de se retourner pour traiter la commande de Van. Ce que j'avais observé pendant que Van bégayait était totalement contraire à ce que je pensais s'être produit lorsque je passais ma commande.

Durant la semaine qui a suivi, j'étais déprimé de savoir combien je m'étais trompé durant toutes ces années en pensant que mon bégaiement était dû aux réactions des autres. J'avais hâte d'en discuter avec Van. Lorsque je suis allé le voir, j'étais en larmes.   « Mon

Maintenant, nous pouvons commencer à travailler !

problème n'est pas le bégaiement, n'est-ce pas ? » Van marqua une longue pause, hocha la tête et répondit : « Maintenant, nous pouvons commencer à travailler! »

C'est la découverte de ces fausses idées qui m'a aidé à avoir une vision plus approfondie de mon problème et à apprendre à gérer ma parole. J'ai commencé à m'interroger : est-ce qu'une partie de mon problème est de ne pas savoir comment entrer en relation avec les autres ? Qu'est-ce que les autres pensent de mon bégaiement ? Est-ce qu'ils y attachent de l'importance ? Est-ce que la manière dont je réagis à mon bégaiement détermine la réaction des autres ? Est-ce que j'écoute les autres ? Comment-les autres parlent et écoutent ? Quelles croyances et idées se trouvent sur mon chemin vers le progrès ? Devrais-je essayer de bégayer « facilement » comme me l'a suggéré Van ? Lorsque j'ai accepté les défis de Van, je ne me suis plus senti contraint par mon ancien modèle de bégaiement. Je pouvais avancer et établir mon propre plan d'action. J'ai arrêté d'éviter de parler. Le bégaiement ne me contrôlait plus.

La plupart des gens sont gentils, bien attentionnés et généralement intéressés par ce que les autres ont à dire. Le fait que vous bégayez a peu à voir avec ce que les autres pensent de vous. La parole est un processus social : une affaire publique. Faisant partie de la société, vous avez une responsabilité pour communiquer avec les autres mais souvenez-vous qu'établir des bonnes relations à travers des échanges verbaux est une aptitude acquise. Organisez votre discours. Pensez clairement à ce que vous voulez dire et comment vous allez le dire. Parlez d'une manière claire, directe et surveillez votre expression : dois-je parler plus lentement et initier la parole plus tranquillement ? Dois-je faire des pauses plus souvent ? Finalement, pensez de manière critique à vos interlocuteurs : quelle information et expérience apportent-ils à l'échange ? Ai-je peur d'elle ou elle de moi ? Comment puis-je l'aider à comprendre ce que je dis ? Les gens peuvent réagir d'une manière que vous n'auriez jamais imaginée !

En tant que scientifique et thérapeute, j'ai passé de nombreuses heures à observer ceux qui avaient des problèmes de fluence et j'ai effectué des analyses acoustiques et physiologiques de « comment les personnes bègues bégaient. » Cela m'a forcé à observer de manière critique ma propre parole et les manières dont j'aborde certains mots et passe d'une syllabe à la suivante. Mes observations et expérimentations m'ont amené à identifier une caractéristique universelle de la parole bégayée : le problème de timing.

Un timing approprié est crucial pour maintenir une parole en mouvement. La vocalisation commence et s'arrête plusieurs fois durant la parole et doit être coordonnée précisément avec les autres gestes articulatoires. Le mouvement des cordes vocales fait vibrer l'air dans la gorge et la bouche (produisant le son) et d'autres gestes articulatoires, tels que le mouvement de la langue, des lèvres, de la mâchoire, modifient ce son (produisant la parole.) Toute action articulatoire qui implique un « démarrage en douceur » (initiation douce d'un son) ou une transition souple d'un son à l'autre facilitera une parole en mouvement.

Au delà du timing, il y a une autre forme de bégaiement que je crois répandue mais pas si évidente : le bégaiement durant le processus d'organisation des pensées ou le fait, durant un épisode de bégaiement, d'être fixé sur l'idée que « je ne peux pas dire ce son ». Les pensées sont organisées en phrases qui doivent s'enchaîner souplement. Tout effort qui interrompt, empêche ou n'aide pas une transition souple d'une phrase à l'autre favorisera la rupture du mouvement de la parole. La rupture peut ne pas être caractérisée uniquement par le bégaiement mais par l'absence de concentration sur les idées et les raisons pour lesquelles on s'engage dans la communication parlée. Le point d'attention devient le bégaiement lui-même : les sons, les postures et l'idée d'impuissance véhiculée par le « je ne peux pas le dire. » Vous devez réaliser que ce n'est pas une attitude valide. Vous pouvez apprendre à parler en avançant.

Les exercices suivants m'ont aidé à améliorer ma parole :

- **Parlez dans le style d'un bon orateur**. Carl Sandburg parlait lentement, en prolongeant les voyelles et les pauses. Il était mon modèle.

- **Bégayez délibérément (pseudo-bégaiement)** avec au moins un objectif en tête, comme de maintenir le contact visuel. En faisant cela, vous assumez la responsabilité pour vous même et celui qui vous écoute. Testez vos réactions et celles de vos interlocuteurs. Si le pseudo-bégaiement devient « réel » ou si vous échouez à être objectif et critique au sujet de votre bégaiement, vous réagissez probablement à de fausses suppositions. Quelles sont-elles ? Votre bégaiement est-il réel quand vous n'êtes pas dans le contrôle ? Vous devez essayer à nouveau et rechercher une petite dose de succès dans l'atteinte d'un objectif.

- **Parlez lentement et délibérément**. Bégayez lentement et délibérément. Expérimentez les démarrages en douceur et les « sorties relâchées » (libération douce des sons), particulièrement si vous êtes bloqué. La parole efficace et intelligible implique un effort physique minime. Penser que vous devez forcer ou lutter est une croyance dont il faut vous vous débarrasser par l'accumulation de petits succès.

- **Ecoutez et/ou regardez des enregistrements de vous-même** dans des situations de parole.

- **Parlez honnêtement de votre bégaiement avec les autres**, en particulier avec votre famille et vos amis. Discutez de la manière dont vous vous percevez et percevez les autres et dont vous pensez que les autres vous perçoivent.

Les points suivants m'ont été utiles pour acquérir ce que je considère être de bonnes habiletés de communication :

- Renoncer à essayer de m'expliquer mon bégaiement.

- Organiser ce que je voulais dire, et la manière dont je souhaitais le dire. Cela me permettait

d'avancer dans mon discours même si je
bégayais.

- Répondre à des questions pertinentes sur moi
  et ma parole grâce à une sérieuse introspection
  et en me confrontant à moi-même.

- Assumer la responsabilité de parler et
  d'observer ceux avec qui je parlais. Cela
  consistait notamment à écouter attentivement,
  sans distraction.

- Apprendre à me retenir de porter des
  jugements sur moi-même et sur les autres.

- Apprendre la valeur des pauses durant la
  communication parlée.

C'est difficile de travailler sur les attitudes, les
croyances, et les habiletés de parole. Cependant, si vous
êtes constant dans votre pratique - seul et dans les
situations de parole – la parole deviendra plus facile.
Expérimenter deviendra amusant. Vous pouvez avoir
besoin de l'aide d'un ami, d'un thérapeute de la parole
et/ou d'un groupe de soutien. Songez aussi à explorer
l'Internet pour trouver des sites relatifs au bégaiement.

Efforcez-vous de passer de la colonne A à la colonne B.

A : REACTIF	B : PRO-ACTIF
1. Peur de parler	1. Rechercher les situations de parole pour faire des découvertes.
2. Peur d'être rejeté	2. Assumer la responsabilité de parler (l'approbation vient du contenu de votre discours, pas de la fluence).
3. Peur de l'échec	3. Fascination envers le résultat. Apprendre de l'échec.
4. Aversion au risque	4. Prendre des risques avec une parole lente et réfléchie, des démarrages en douceur, des sorties relâchées et du pseudo-bégaiement (les possibilités sont infinies !)
5. Recherche compulsive de la perfection	5. Regarder plus loin que les techniques visant un contrôle parfait; augmenter la tolérance à l'erreur; apprécier vos efforts et progrès.
6. Se juger et juger les autres.	6. S'observer et observer les autres.

Bonne chance dans votre progression.

Chapitre 18

Quatre étapes vers la libération

Richard M. Boehmler

J'ai constaté que ceux qui avaient réussi à se libérer du bégaiement étaient passés par quatre étapes :
- **l'identification** de la spécificité de leur bégaiement,
- **l'élaboration** d'un programme efficace d'auto-thérapie,
- **la mise en œuvre** ce programme
- **et le maintien** de leurs nouvelles techniques de fluence jusqu'à ce qu'elles deviennent une seconde nature.

Mais avant d'entrer dans le vif du sujet, un avertissement s'impose. Le bégaiement varie beaucoup d'une personne à une autre. Par conséquent, certaines des généralisations qui suivent pourraient ne pas s'appliquer à toutes les situations.

L'identification

Il ne suffit pas de savoir que vous "bégayez". Il vous faut aussi identifier votre propre bégaiement avec précision. Or, l'autodiagnostic est une tâche ardue. Mettez-y le meilleur de vous-même.

Commencez par noter exactement ce que vous faites et ce que vous ne faites pas lorsque vous parlez et que le bégaiement se manifeste. L'acte de parler implique l'intégration et la coordination de deux processus cruciaux : (1) **la formulation des mots** (la pensée transformant les idées en mots) et (2) **l'énonciation vocale** (le processus de phonation/mise-en-voix en produisant des sons à l'aide des cordes vocales ; le processus articulatoire de production de sons avec les lèvres et la langue ; et la modification des sons produits par la phonation.) Cette intégration se produit en séquences rapides désignées énonciations. Une énonciation prend la forme d'une séquence continue de mouvements, sans interruption. Ces mouvements sont tellement rapides que, souvent, vous les initiez pour un son avant même que ne soient complétés ceux du son précédent. Les énonciations varient en longueur, d'une seule syllabe à plusieurs syllabes. Par exemple, l'énonciation « Je veux retourner chez moi » peut se prononcer :

- en une seule énonciation, sans pause : « Jeveuxretournerchezmoi ».

- en deux énonciations, avec une pause après le "je" : « Je veuxretournerchezmoi »

- en cinq énonciations, avec une pause après chaque mot pour ajouter de l'emphase : « Je, veux, retourner, chez, moi. »

Bien que ces unités de parole soient normalement produites de façon automatique, avec une précision quasi-parfaite, il se produit des erreurs qui interrompent le flux normal de la parole.

Étudiez vos énonciations accompagnées de bégaiement et notez les mouvements, les émotions ou les actions spécifiques qui caractérisent ce bégaiement. S'il y a blocage du mécanisme de la parole, décrivez exactement quels sont les muscles qui ne bougent pas comme il se doit et ce que vous faites pour composer avec ce blocage. Des exemples ? Ma langue ne décollait pas de l'arrière de mes dents afin de produire le son "t" ; je retenais ma respiration, arrêtant ainsi le flux d'air indispensable pour prononcer le "h" ; lorsque j'anticipais un blocage, ou bien je choisissais un autre mot ou j'articulais le mot craint avec beaucoup d'efforts, espérant neutraliser le blocage. Il peut être utile de vous enregistrer sur vidéo ou de demander à un ami de vous donner son retour. J'ai cru bon de diviser ces observations en trois catégories : (1) blocage dans la prononciation continue de la parole, (2) les comportements pour composer avec un blocage et (3) les comportements non associés aux blocages.

1. Blocages du flux de parole :

Les blocages sont des interruptions involontaires et indésirables dans la fluence. Les blocages se produisent pour diverses raisons. On peut, par exemple, connaître des ratés pour formuler un mot parce qu'on ne se souvient pas d'un nom ou d'un terme. Ou nos difficultés résultent d'une commande cervicale motrice des muscles de la parole mal coordonnée, créant ainsi des mouvements qui ne s'enchaîneront pas comme il se doit. Un troisième type de problème se produit lorsque la vitesse des mouvements d'un processus complexe excède la capacité de nos muscles à les exécuter. Une quatrième raison apparaîtra lorsqu'une réaction émotive (l'anxiété) nuit à notre capacité à utiliser correctement le mécanisme de la parole ; nos cordes vocales et notre système respiratoire réagiront à cette anxiété de manière incompatible avec une production en douceur de la parole. Enfin, diverses habitudes respiratoires, de sonorisation/mise-en-voix et articulatoires, comme le fait de forcer une sonorisation alors qu'il ne reste presque plus d'air dans nos poumons, contribuent à nos disfluences.

Le blocage comme tel ne dure qu'une fraction de seconde. Aussitôt qu'il se manifeste, on tente de composer avec en faisant quelque chose pour reprendre ou maintenir le flux continu de parole. En identifiant votre bégaiement, efforcez-vous de bien différencier les blocages des comportements pour y faire face.

2. Comportements pour composer avec les blocages :

La plupart des individus utilisent efficacement des comportements afin de composer avec les blocages. Hélas, certains d'entre nous utilisons aussi des comportements qui empirent les choses en perpétuant la cause des blocages ou en ajoutant des habitudes nuisibles. Souvent, ces comportements inefficaces constitueront la majeure partie de notre bégaiement. Parmi ceux-ci, nous retrouvons des réactions telles que "forcer" pour compléter un mot, faire un brusque mouvement de tête afin de tenter de se "libérer" du blocage ou, encore, utiliser un autre mot afin d'éviter un blocage anticipé.

3. Comportements non associés aux blocages :

Certains comportements de bégaiement ne constituent ni des blocages, ni des habitudes pour composer avec l'anticipation ou la manifestation d'un blocage. Exemple : si le rythme des énonciations vocales excède la vitesse de formulation du langage, des syllabes déjà formulées pourront être répétées automatiquement afin de conserver le même rythme d'énonciations vocales. Si quelqu'un veut dire « Je veux retourner chez moi » et qu'il commence son énonciation après le son "Je", mais qu'il continue à un débit trop rapide pour formuler toute la phrase, le résultat pourrait bien être « Je-Je-Je veux retourner chez moi. » Notez que cette énonciation serait normalement produite en un seul énoncé, sans interruption dans la lancée. Il se peut que la répétition du "Je" ne soit perçue ni par le locuteur, ni par son interlocuteur, et qu'il n'y ait aucune interruption ou blocage du flux de la parole. Mais lorsque de telles répétitions sont fréquentes, l'interlocuteur les percevra alors comme du bégaiement.

Une fois identifiés vos blocages, vos comportements pour composer avec ceux-ci et les comportements non associés aux blocages, il vous faudra choisir lesquels d'entre eux vous désirez réduire ou éliminer. Cette décision (ou objectif) constituera alors la base pour concevoir votre programme d'auto-thérapie.

Mettre au point un bon programme d'auto-thérapie

On peut prendre comme modèles les façons de parler d'autres personnes pour concevoir notre programme d'auto-thérapie. La parole de la majorité des locuteurs normaux comprend un certain nombre de caractéristiques qu'il est important de connaître afin que vous compreniez pourquoi vous bégayez et pour que vous identifiiez les habiletés dont vous aurez besoin pour parler de manière fluide. J'ai observé (1) qu'il est normal qu'il y ait quelques arrêts dans la parole ; que les blocages occasionnés par l'anxiété de parole sont cependant rares ; (2) qu'on peut composer avec les blocages sans y ajouter un effort musculaire superflu, en douceur et d'une manière efficace, sans déclencher l'apparition de nouveaux blocages ; (3) que la confiance de pouvoir initier et maintenir un flux continu de parole (fluence) est répandue ; (4) que l'intégration des énonciations vocales et de la formulation du langage est telle que le débit des énonciations vocales s'ajuste continuellement afin de s'harmoniser avec la variation du rythme de formulation et avec la complexité de la séquence musculaire propre à l'énonciation ; (5) que la plupart des locuteurs s'accordent une marge de sécurité entre leur vitesse articulatoire maximale et les limites de leur capacité de production de parole ; et (6) que la vitesse d'articulation des énoncés (mesurée en syllabes par seconde) varie considérablement, les énoncés les plus rapides l'étant souvent trois fois plus que les énoncés les plus lents.

Parler constitue donc un processus fort complexe mettant en œuvre des mouvements musculaires très fins et une intégration étroite de ces mouvements avec la formulation du langage. Les erreurs, y compris les blocages, sont donc inévitables. Même des mouvements bien moins complexes, tels que de taper un texte ou jouer au golf ne peuvent, chaque fois, être exécutés à la perfection. Il en découle que de savoir composer efficacement avec un blocage représente bien souvent la plus importante habileté pour initier et maintenir la fluence. Et c'est surtout le cas lorsqu'une partie importante des comportements de bégaiement de l'individu sont, en fait, des comportements inefficaces pour tenter de composer avec le bégaiement. Vous pourriez bien devoir, comme première étape de votre auto-thérapie, commencer par améliorer la façon dont vous composez avec les blocages sans évitement, sans faire plus d'effort ni ajouter de mouvements superflus. Réduire les blocages et diminuer les comportements non associés aux blocages deviendront alors vos deuxième et troisième objectifs.

1. Savoir composer efficacement avec les blocages :

Les locuteurs normaux, lorsqu'ils anticipent ou se heurtent à un blocage, vont réduire instantanément leur débit tout en exerçant un contrôle plus conscient que normalement nécessaire pour une action aussi automatique que de parler. Cette modification du débit articulatoire pour un ou deux sons/syllabes se fait sans pause ni arrêt dans l'énonciation. Exercez-vous à compter de un à six pendant une seule séquence continue de mouvements. Puis répétez la séquence tout en réduisant de façon importante la rapidité du mouvement sur un seul chiffre, sans faire de pause. Exercez-vous à faire cela en lisant à haute voix, en sélectionnant au hasard divers mouvements accompagnant chaque énonciation sur laquelle vous ralentirez de façon importante. Lorsque vous pourrez faire cela en douceur, sans pause, essayez alors d'utiliser ce contrôle lorsque vous anticiperez ou que vous vous heurterez à un blocage.

2. Réduction du blocage :

De fréquents blocages exigeront une attention particulière. En pareils cas, la thérapie devra se concentrer sur les facteurs causant ces manifestations. Si l'anxiété y est pour quelque chose, apprendre à composer efficacement et avec confiance avec les blocages contribuera à réduire cette anxiété. D'autres techniques de réduction de l'anxiété sont également disponibles et discutées par d'autres auteurs de cette publication. De fréquents blocages, occasionnés par la complexité de la séquence musculaire ou par les difficultés de formulation du langage indiquent qu'il faut modifier la fourchette du débit articulatoire, soit en réduisant cette fourchette soit en éliminant les débits les plus rapides. Prévoyez une marge de sécurité entre les débits articulatoires très rapides et celui auquel les interruptions dans la fluence commencent à se produire. Il peut aussi arriver que de mauvaises habitudes de respiration, de phonation ou d'articulation exigent une attention particulière.

3. Comportements non associés aux blocages :

Dans la plupart des cas de tels comportements, comme les répétitions faciles et sans effort de syllabes, peuvent être réduits ou éliminés en adoptant une fourchette de débit articulatoire offrant une plus grande marge de sécurité entre votre débit le plus rapide et la capacité de votre système à bien intégrer la formulation langagière et l'énonciation vocale. J'ai constaté que cela constituait un élément crucial en thérapie lorsque l'individu démontrant de fréquentes et simples répétitions de syllabes a aussi besoin de glisser sur certains sons afin de maintenir son rythme de production de syllabes.

Mise en place d'un programme d'auto-thérapie.

Une thérapie de bégaiement n'est pas de tout repos ! N'espérez pas changer vos habitudes de parole sans devoir fournir des efforts. Mon meilleur conseil : « Planifiez votre travail et travaillez selon votre plan. » Vous fixer des objectifs quotidiens, des procédures pour les atteindre et évaluer votre amélioration constituent la norme. Quelques jours sans amélioration indiquent qu'il est nécessaire de réviser votre description du problème, votre plan d'auto-thérapie ou votre mise en place du programme.

Le maintien

Parler est normalement un processus automatique. Les techniques que vous aurez mises au point afin de parler avec un débit continu devront être maintenues jusqu'à devenir une seconde nature. Elles devront devenir partie intégrale de vos habitudes langagières, en remplacement de celles du bégaiement.

D'ordinaire, l'individu est très motivé au début d'une auto-thérapie. Une identification soigneuse, un bon plan de travail et une pratique constante amèneront bien souvent une amélioration importante. Mais cette amélioration peut aussi amener une réduction de la motivation à continuer à travailler durement. On aura tendance à tolérer les "bégaiements résiduels mineurs" puisque notre interlocuteur « ne les remarquera probablement pas. » On laissera tomber la planification et la mise en œuvre deviendra moins constante. Une rechute vers les anciennes habitudes de bégaiement est alors susceptible de se produire. Car ces vieilles habitudes de bégaiement n'avaient pas encore disparu. La motivation doit donc être conservée à un niveau élevé jusqu'à ce que vos nouvelles techniques deviennent habituelles et qu'elles remplacent, en permanence, les habitudes de bégaiement.

Oui, vous pouvez atteindre cette liberté d'initier et de maintenir une parole fluente. Afin d'atteindre cette liberté, je ne peux que vous inviter à travailler sur ces quatre éléments essentiels : **identifiez, planifiez, travaillez et persévérez !**

Chapitre 19

Journal d'un cheminement

Bill Murphy

Je célèbre cette année mes cinquante ans – un demi-siècle – et c'est aussi une occasion de réflexion. Ma vie fut un va-et-vient de bonnes et moins bonnes expériences. En regardant en arrière, un problème se démarque nettement : mon bégaiement. Bien que mes parents m'aient dit que je bégayais avant d'aller à l'école, mes souvenirs remontent à l'époque de ma troisième année. Le professeur demanda à chacun de nous de partager avec la classe ce que nous avions fait pendant l'été. Je me rappelle avoir coupé court à ma description d'un voyage en camping avec les scouts, les mots se bloquant dans ma bouche et ma gorge. Je crois que c'est à cet instant que débuta mon parcours vers une parole plus fluide. Et quel voyage ! Une véritable aventure remplie d'espoirs et de succès mais aussi d'échecs, surtout pendant les premières années. Le bégaiement me paraissait parfois aussi hideux que ces vilains monstres des films que j'avais regardés étant enfant. Mon parcours me conduisit sur bien des chemins, plusieurs ne menant nulle part. J'ai aussi, par de nombreux aspects, grandi et accompli des choses dont je n'aurais jamais osé rêver.

Une rétrospection n'est pas toujours exacte, étant souvent colorée par des souvenirs plus ou moins imprécis. Ce regard vers le passé m'a permis d'identifier au moins trois émotions provoquées par le bégaiement. Je n'avais alors ni les connaissances ni la maturité pour bien comprendre la portée réelle de telles émotions. Je comprends mieux aujourd'hui. L'*anxiété* est une des premières émotions que j'ai vécues. Le bégaiement était vite devenu quelque chose à redouter. Pas seulement la peur de ne pouvoir dire certains mots mais aussi ma crainte d'autres conséquences pouvant en résulter. Les gens pouvaient, par exemple, rire de moi ou ne pas vouloir se lier d'amitié avec moi. J'avais aussi peur de tenir un rôle dans une pièce de théâtre, de demander une friandise au magasin ou de passer des appels téléphoniques. Pourrais-je décrocher un emploi ou prononcer mes vœux de mariage ? L'autre émotion était la *honte*. Je réalise maintenant que la honte découle de la croyance qu'on est inadapté. C'était comme si une partie de moi était défectueuse et qu'elle devait être camouflée à tout prix. Puis il y a la *culpabilité.* Après tout, j'étais parfaitement conscient de ne pas toujours bégayer. Puisque je parlais parfois correctement, cela signifiait que, si je bégayais, c'est que je faisais quelque chose d'incorrect. Si seulement je pouvais parler avec fluence, tout serait pour le mieux. J'avais beau m'efforcer de ne pas bégayer, le bégaiement était toujours là. Au mieux, je faisais appel à des subterfuges pour le cacher. J'ai essayé toutes sortes de comportements d'évitement, plus ou moins étranges : substituer les mots ou parler de tout et de rien sur un sujet sans toutefois vraiment dire ce que je voulais dire sachant que j'allais bégayer. Je tapais des doigts en parlant et je dansais une petite gigue. Parce que ces noms étaient plus faciles à prononcer, je disais m'appeler Frank ou Phil. Je faisais semblant de tousser ou je disais au professeur ne pas connaître les réponses. J'étais devenu un imposteur – quelqu'un de malhonnête.

Je passai les douze années suivantes à m'efforcer de ne pas bégayer, élaborant de complexes subterfuges, m'efforçant de toujours trouver des moyens pour cacher ce "secret" que la plupart des gens finissaient par constater. En résumé, je peux dire que mon enfance et mon adolescence n'ont pas été d'agréables années. Ma famille, mes amis, mes enseignants et les quelques orthophonistes avec qui j'avais travaillé ne comprenaient tout simplement pas le bégaiement ; leurs réactions ne firent qu'aggraver mon trouble. Et l'appartenance de ma famille à l'Église catholique ne me fut d'aucun secours non plus. Malgré leur bienveillance, les prêtres et les religieuses ne m'ont pas été d'une grande aide. On me répéta de prononcer l'Acte de contrition pour mes péchés et que la prière incitait Dieu à guérir ceux qui avaient péché. Bien que je n'aie jamais très bien compris la place du bégaiement dans ce paradigme religieux, j'en vins à croire que je devais être mauvais ou indigne. Malgré ces événements, je crois que ma famille, mes amis et mes professeurs voulaient mon bien et qu'ils firent de leur mieux. Rétrospectivement, c'est tout ce que je pouvais demander.

L'université devait me fournir l'occasion de connaître mes premiers succès. Plusieurs professeurs sympathiques firent de leur mieux pour m'aider en mettant au point un mélange d'approches thérapeutiques : un débit moins rapide, le contrôle respiratoire, la relaxation et, plus tard durant mon troisième cycle, en prenant le temps de parler avec moi dans le cadre d'un programme de conditionnement. Ces approches m'aidèrent à accroître ma fluence. A cette époque, je jugeais que c'était un bon signe car je croyais encore que le succès se mesurait par le niveau de fluence atteint. Hélas, chaque fois que ce vieux monstre de bégaiement réapparaissait, je ne pouvais rien faire d'autre que de lutter; de nouveau, je ressentais encore plus de honte, de culpabilité et d'anxiété. Puis je commençai à lire les travaux de Charles Van Riper qui prescrivait à ses patients d'incroyables exercices tels que les disfluences délibérées[4] et d'autres actions ayant pour effet de réduire

---

[4] Bégaiement volontaire.

la peur. Ses méthodes étaient différentes de toutes les autres et je souhaitais secrètement qu'il soit mon thérapeute. Bien que mes professeurs n'aient pas eu une aussi bonne compréhension du bégaiement que Van Riper, je leur suis toujours reconnaissant pour leur aide. Ils ont fait preuve d'empathie et m'ont soutenu. Plus que tout, ils ont contribué à me faire accepter de **sortir mon bégaiement au grand jour** et d'analyser ce phénomène d'une manière moins émotive et plus scientifique.

J'ai aussi eu un professeur de psychologie, lui-même atteint d'une incapacité physique, qui m'a aidé d'une façon particulière. Cet homme admirable avait réussi à me convaincre de

Sortir le bégaiement au grand jour.

parler du bégaiement devant ma classe. L'anxiété était à son comble et bien que je ne me rappelle pas d'un seul mot de ce que j'ai dit, ce fut la première fois que je m'exposai à en parler ouvertement. J'avouai à l'auditoire que je bégayais. Une fois cette première expérience passée, il me fut plus facile de parler en classe ; plus je parlais ouvertement, mieux je me sentais. Et bien que j'eus vite fait de mettre cette ouverture de côté une fois la classe terminée, il s'agissait là de la première étape de mon cheminement personnel vers le rétablissement. Je ne le réalisais pas à ce moment-là, mais mon parcours avait maintenant trouvé *sa* voie. Je pris la décision de devenir orthophoniste afin de m'aider et d'aider les autres.

Une fois diplômé, j'occupai diverses fonctions d'orthophoniste, tout en poursuivant ma quête vers la fluence, m'efforçant sans cesse de minimiser les manifestations du bégaiement. L'horizon me semblait dégagé pour contrôler mon bégaiement Une nouvelle thérapie commençait à s'imposer, la "fluency shaping" (façonnage ou mise en forme de la fluence). J'embarquai dans le bateau, m'efforçant de contrôler mon bégaiement par des méthodes telles que la circulation de l'air (airflow), la phonation continue et les approches en douceur. Je me joignis à l'équipe de la Purdue University. C'est là que j'ai rencontré Peter Ramig qui travaillait alors à son doctorat. Peter, lui-même bègue, avait collaboré avec Lois Nelson qui avait été la patiente de Charles Van Riper. Mon admiration pour Van Riper s'en trouva alors renforcée. Ce fut mon premier véritable contact avec la **modification du bégaiement**. Peter et moi poursuivîmes notre travail afin de modifier nos bégaiements. Ensemble, nous pratiquions les annulations, les retraits et la préparation mentale. Tout en continuant à progresser, mon but ultime était toujours de devenir un locuteur normal.

De la perspective fournie par cette expérience naquit l'étape la plus importante de mon voyage vers le rétablissement : j'ai travaillé avec Joseph Sheehan. Celui-ci me demanda de réfléchir à certaines questions. « Mon habileté à utiliser des comportements d'évitement et mes efforts pour arrêter le bégaiement ont-ils vraiment contribué à accroitre ma fluence et à me libérer sur un plan émotionnel ? Que se passerait-il si je m'acceptais pleinement en tant que personne qui bégaie ? Que se passerait-il si je me permettais des disfluences délibérées, d'une manière nouvelle et plus facile, tout en cessant de prétendre être un locuteur normal ? »

Ces questions m'ont à la fois enthousiasmé et fait peur. Je commençai à utiliser les disfluences délibérées de Sheehan consistant à prolonger ou "glisser" sur le premier son de mots non bégayés. C'était un moyen de divulguer le bégaiement, d'avouer publiquement mon secret et de me désensibiliser. Et avec les disfluences délibérées, le bégaiement se faisait plus rare. Rien de magique là-dedans : le bégaiement décroît lorsqu'on modifie nos habitudes de parole, entraînant donc une augmentation de la fluence. Mais il y avait une différence. En reconnaissant le bégaiement et en faisant délibérément ce que justement je craignais, je favorisais la fluence, contrairement à l'évitement ou aux efforts pour le cacher.

Lentement et non sans peine, une nouvelle image de moi prit forme, incluant l'acceptation et l'endossement du rôle d'une personne bègue. Le succès ne se mesurait plus en termes de fluence, mais plutôt en termes de "suis-je un bon bègue ? » Pourquoi ne deviendrais-je pas "le meilleur bègue possible ?" Il ne s'agissait certainement pas de la proverbiale illumination mais peut-être d'un quart de tour du thermostat. La voie du rétablissement devint plus claire. M'efforçant maintenant de parler du bégaiement avec mes amis, je constatai que ce n'était pas le

> Le secret était éventé, j'avais moins à craindre et j'étais moins tendu.

bégaiement qui les gênait mais bien mon embarras et mon évidente incapacité à vouloir en parler ouvertement. Après une période d'apprentissage, j'allais devenir plus habile à parler de disfluences dans des contextes sociaux appropriés. Lorsque je parlais librement du bégaiement, cela mettait mes interlocuteurs à l'aise. Ils me posaient des questions sur le sujet ; les gens se montraient intéressés et non pas incommodés. En choisissant d'admettre le bégaiement, le secret était éventé, j'avais moins à craindre et j'étais moins tendu. Plus j'en parlais, moins je ressentais de honte, de culpabilité et d'anxiété. L'exposition délibérée apaise ces émotions.

Le temps était venu de s'attaquer au bégaiement résiduel et les conseils de Sheehan m'ont été utiles. Je m'efforçai de superposer à un vrai moment de bégaiement la technique d'étirement de son utilisée en disfluence délibérée, tout en ajoutant des composantes délaissées, comme par exemple la sonorité. L'objectif était de cesser de vouloir arrêter et contrôler le bégaiement pour plutôt le gérer par un processus de mise en forme (shaping). Réalisant que la peur du bégaiement était toujours aussi présente, je m'efforçai d'accélérer la désensibilisation en faisant appel au pseudo-bégaiement de Van Riper. Il ne s'agissait pas des "glissements" en douceur et volontaires de Sheehan, mais plutôt des imitations délibérées du vrai bégaiement. C'est une tâche exceptionnellement difficile mais, lorsqu'elle est répétée fréquemment, elle réduit significativement la peur.

Les vieilles et désagréables émotions que je ressentais par le passé lorsque j'essayais de dissimuler le bégaiement continuaient à me harceler. Je me mis alors à écrire des histoires de honte afin d'amoindrir les effets de ces fantômes du passé. Ces histoires racontaient les actions folles et inappropriées que j'utilisais auparavant pour tenter de cacher le bégaiement. Le fait d'écrire ces histoires me libérait, surtout lorsque je les partageais avec ma femme et, plus tard, avec des amis. Mes histoires furent bien accueillies, certaines ayant même été publiées dans le journal d'un groupe d'entraide. Poursuivant mes efforts d'auto-divulgation et de désensibilisation, je me mis à signer B-B-Bill les lettres écrites à des amis. Cela a tellement fait la joie des deux enfants d'un ami qu'il me fit cadeau de centaines de stylos marqués "B-B-Bill". J'en distribue d'ailleurs encore aujourd'hui.

Je fis également la paix avec ma vieille Némésis, Porky Pig. Chaque fois que je regardais des films avec des amis, je voulais disparaître sous le fauteuil lorsque Porky Pig faisait son apparition. Aujourd'hui, Porky me fournit une merveilleuse opportunité de poursuivre ma désensibilisation et mon auto-divulgation. Cadeaux de ma femme, je porte souvent mon épinglette et j'utilise ma tasse de café à l'effigie de Porky Pig lorsque je participe à des réunions et que je rencontre de nouvelles personnes. Ces objets permettent d'entamer des conversations et contribuent à "désarçonner la honte".

Le point principal qui ressort de ces exercices est que le bégaiement implique une relation symbiotique entre le locuteur et son interlocuteur. Cette relation est soit positive soit négative. J'ai choisi le positif. Si je peux mettre mon interlocuteur à l'aise avec le bégaiement, je deviens moi-même plus à l'aise, j'ai moins de disfluences et je peux mieux gérer le bégaiement résiduel.

En résumé, j'ai dû accepter que ce problème était le mien. Il était important d'admettre que le bégaiement n'allait pas disparaître comme par enchantement. La solution n'était pas de le fuir ou de l'éviter. Il était essentiel que je me reconnaisse comme une personne bègue et que je me réconcilie avec le fait d'en être une. Le rétablissement passait par l'étude de mes habitudes de bégaiement. Quelles sont les actions que je faisais en bégayant : fermer les yeux, pencher la tête, etc. ? Il était nécessaire de modifier mes habitudes de parole, d'accepter une parole imparfaite – compromis incontournable entre un bégaiement pur et dur et la fluence. Les tentatives pour contrôler, prévenir ou éliminer le bégaiement ne pouvaient que me faire régresser. Le reconnaître, l'accepter, en faire une partie de moi me faisaient avancer, me rapprochant de plus en plus du rétablissement. Je peux maintenant m'entretenir avec des vendeurs, utiliser le téléphone, donner des cours et converser facilement avec des amis, des collègues et des inconnus. Est-ce que je bégaie encore parfois ? Bien sûr. M'arrive-t-il encore de ressentir un peu de honte et d'anxiété ? Certainement, cela se produit encore. Mais je sais maintenant comment réagir à ces émotions et gérer ma parole.

J'ai été chanceux et privilégié d'entreprendre cette aventure en recevant beaucoup d'amour et de soutien. Ma famille est la meilleure qu'on puisse espérer. Plusieurs amis, autant ceux qui bégaient que ceux qui ne bégaient pas, m'ont prodigué amour et sentiment de sécurité. Nous avons tous des adversaires dans la vie, on n'y échappe pas. Je crois qu'il est superflu de dire que la vie est un voyage. Elle l'est certainement. Par de nombreux aspects, il s'agit d'un voyage spirituel à la recherche de réponses aux nombreuses interrogations que nous avons tous. Qui sommes-nous, pourquoi sommes-nous sur la Terre et comment pouvons-nous faire mieux ? Il s'agit de questions primordiales. D'un autre côté, je dois aussi éviter de me prendre trop au sérieux. C'est bien mieux d'avoir le sens de l'humour.

Pour terminer, je citerai un célèbre personnage. Comme a l'habitude de dire Porky Pig : « Th-Th-Th- ah– that's all folks ! » (C-C-C'est-c'est tout pour aujourd'hui, les amis !)

Chapitre 20

Affrontez vos peurs

Sol Adler

Ma jeunesse, comme celles de tant de personnes bègues, fut faite d'une alternance d'espoirs et de désespoirs, alors que je cherchais avidement un soulagement à mon bégaiement. Bien sûr ça n'est pas un cas unique; la plupart des personnes bègues ont des sentiments similaires. Mais vous-êtes-vous jamais interrogé sur ce qui vous tracasse réellement, sur ce qui cause votre désespoir ? Est-ce votre bégaiement ou est-ce votre peur des réactions des gens au bégaiement ? Ne serait-ce pas cette dernière ? La plupart des personnes bègues sont trop anxieuses de ce que les gens peuvent dire ou faire en réaction au bégaiement. Ces angoisses peuvent être atténuées.

Je me souviens bien de ces sentiments d'inquiétude, d'anxiété et de désespoir. Si vous pouvez apprendre à dissiper certains de ces terribles sentiments, vous serez capable de vous aider vous-même, comme beaucoup d'autres personnes bègues l'ont fait.

Il y a une technique efficace que vous pouvez utilisez pour atteindre ce but. Affrontez vos peurs ! Ce conseil est facile à donner et, il faut le reconnaître, difficile pour beaucoup d'entre vous à suivre : cependant, c'est un conseil qui a aidé beaucoup de personnes bègues et qui peut vous aider.

Apprenez à affronter vos peurs du bégaiement dans différentes situations de parole. Mon implication dans de tels "travaux situationnels" au début de mon parcours m'a apporté une tranquillité d'esprit. C'était un processus long ; je n'ai pas obtenu une telle liberté en un jour ni en une semaine ni en un mois; et c'était un travail difficile. Mais je l'ai fait, et d'autres l'ont fait, et vous le pouvez aussi.

D'une façon ou d'une autre, vous devez apprendre à vous désensibiliser aux réactions des autres et à refuser de laisser les réponses réelles ou imaginaires des gens à votre bégaiement continuer à affecter votre bien-être mental ou votre tranquillité d'esprit.

C'est plus facile à dire qu'à faire mais cela peut être accompli. J'ai découvert qu'en affrontant mes peurs *graduellement* j'étais capable d'atteindre un tel objectif, et j'ai connu d'autres personnes

Désensibilisez-vous aux réactions des autres.

bègues qui se sont "jetées" elles-mêmes dans des confrontations similaires. Utilisez le rythme qui vous convient le mieux, mais engagez-vous, d'une façon ou d'une autre dans ces confrontations avec vos "peurs de la parole". Il y aura des périodes ou vous serez incapable d'affronter les peurs inhérentes à différentes situations, mais persévérez. N'abandonnez pas ! Continuez à affronter vos peurs aussi souvent que vous le pouvez. En plus de la tranquillité d'esprit que vous développerez, vous deviendrez aussi plus fluide dans votre parole. Vous découvrirez que vous produisez moins de bégaiements et que le bégaiement ne sera jamais aussi sévère qu'il était avant votre confrontation.

Vous découvrirez qu'en grandissant vous développerez plus d'aptitudes à faire cela. Avec une maturité grandissante nous pouvons généralement affronter nos peurs plus fréquemment et plus régulièrement. Mais combien de temps voulez-vous attendre ?

Listez toutes les situations de parole dans lesquelles vous avez peur du bégaiement. Il y a des situations assez classiques ; par exemple, la plupart des personnes bègues ont peur d'utiliser le téléphone. Elles connaissent plus d'angoisse quand elles sont appelées à répondre au téléphone alors qu'il sonne continuellement, ou inversement quand elles doivent passer un appel incontournable. Je me souviens du nombre de fois où j'ai fait le sourd quand le téléphone sonnait. Parfois, malheureusement, je me tenais à un mètre du téléphone qui sonnait, et ma protestation habituelle « répondre à quel téléphone ? » ne m'était alors d'aucune utilité. Affrontez cette peur en passant beaucoup d'appels chaque jour à des personnes différentes, dont les noms vous sont inconnus. Pratiquez le bégaiement pendant que vous leur parlez. Bégayez de différentes façons. Par exemple, j'ai eu une fois un patient qui a passé ainsi un appel et la personne au bout du fil s'est avérée être un pasteur. On avait dit au patient qu'il devait demander après J-J-J-J mais sans jamais compléter le nom. Le pasteur était une personne extraordinairement gentille et disposait manifestement de temps. Il disait continuellement au patient d' "y aller tranquillement" et il lui assurait qu'il ne raccrocherait pas. Pendant deux ou trois minutes le patient a continué de répéter le "J" initial jusqu'à ce qu'en désespoir de cause, le pasteur dise "Mon garçon, il n'y a pas de "J" ici. Je suis désolé mais je dois y aller", après quoi il a raccroché.

Qu'apprennent les personnes de cela et d'expériences similaires ? De ne pas avoir aussi peur de répondre au téléphone puisque la pire chose qui puisse arriver est que la personne raccroche ou fasse une remarque désobligeante. Dans tous les cas, ce n'est pas la fin du monde. Avec de telles expériences, vous verrez que vous vous endurcirez et que vous accorderez moins d'importance à la façon dont les gens peuvent réagir et, finalement, vous serez capable de téléphoner avec moins de peurs, d'angoisse et de bégaiement.

Une autre situation classique que craignent la plupart des personnes bègues est de poser des questions à des étrangers. Je suppose que cela vous angoisse aussi. Ce que j'ai fait, et que j'ai fait faire à mes patients, est d'arrêter les gens dans la rue, ou dans les magasins, et de leur poser des questions sur l'heure, une direction, le prix de tel objet, etc. Tous les étudiants cliniciens formés sous ma coupe ont été invités à faire d'abord eux-mêmes tout ce qu'ils demandent au patient. Ainsi ils devaient d'abord poser des questions à des étrangers. Mais comme ils ne bégayaient pas eux-mêmes, ils devaient feindre le bégaiement et ils devaient le faire de façon convaincante.

Ces locuteurs normaux ont découvert, comme vous le savez bien, que la plus grande part de l'anxiété est subie quand on leur demande de réaliser la chose. Mais l'anxiété se réduit et est dissipée si vous vous lancez dans ce genre d'expériences rapidement, l'une après l'autre, presque sans pause. Par exemple : demandez à dix ou quinze personnes leur point de vue sur la cause du bégaiement. Vous découvrirez qu'après la huitième ou neuvième personne, vous ne ressentirez plus toutes les peurs que vous aviez lorsque vous avez commencé cet exercice. Et, en bonus, vous pourriez aussi être surpris de vous retrouver en train d'écouter réellement les réponses de vos interlocuteurs, d'argumenter avec eux et d'apprécier vraiment l'exercice.

Argumenter et/ou discuter efficacement avec quelqu'un sur les causes ou la nature du bégaiement, implique que vous ayez une information pertinente sur le bégaiement. Savez-vous ce qu'est ce trouble de la parole ? Si non, vous devriez. Vous devriez en savoir autant que possible. Si votre bibliothèque ne contient pas suffisamment d'information, écrivez à l'éditeur de ce livre pour en avoir davantage. Ne supportez plus la fausse information qui vous vient de vos parents, de vos amis, professeurs ou d'autres pour qui vous êtes important et qui veulent vous aider mais qui sont probablement très ignorants du bégaiement. Éduquez-les ! Mais éduquez-vous d'abord !

J'ai découvert aussi en parlant avec d'autres bègues que je recevais indirectement les bénéfices de leurs expériences thérapeutiques. Trouvez d'autres personnes bègues. Cela peut vous surprendre de voir combien de personnes bègues sont prêtes à en parler. Formez des groupes ! De cette façon vous pouvez vous aider mutuellement. Cela peut être beaucoup plus facile pour vous quand vous pouvez trouver quelqu'un à qui vous confier, et qui comprend votre problème. Donnez-vous vos propres missions. Alternez vos rôles de clinicien et de patient à condition que le "clinicien" fasse le premier ce qu'il demande au "patient" de faire. Regardez bien les gens ! Voyez comment ils réagissent à votre bégaiement. Voyez-vous des grimaces ou des signes de choc ou de surprise sur leur visage ? Occasionnellement peut-être, mais le plus souvent vous n'en verrez pas. Vous découvrirez que, quand vous devenez à la fois suffisamment objectif pour observer ces gens attentivement et pour comparer vos constats sur leurs réactions, vous pourrez même commencer à prendre plaisir à l'exercice. Votre groupe devrait aussi essayer d'obtenir les services d'un professionnel compréhensif et compétent qui peut vous guider dans vos échanges sur ces facteurs impliquant le développement de la personnalité. Si non, débattez-en vous-mêmes. Cette forme d'introspection -ou auto-analyse- m'a vraiment, beaucoup aidé. Cela m'a amené à me regarder moi-même pour voir ce qui me motive. J'ai commencé à réaliser qu'une grande part du comportement que je n'aimais pas chez moi était motivée par ma peur du bégaiement.

En résumé je vous ai proposé deux éléments d'importance majeure concernant votre bégaiement :

(1) Apprenez tout sur le bégaiement : lisez tout ce que vous pouvez concernant ce trouble ; il y a beaucoup de littérature disponible.

(2) Affrontez vos peurs aussi souvent et aussi régulièrement que vous pouvez. N'abandonnez pas si/quand vous rebroussez chemin ; essayez d'aller "bille-en-tête » vers ces situations redoutées. Quand vous pourrez faire cela avec une certaine régularité, vous découvrirez sans doute qu'une nouvelle vie vous attend.

Chapitre 21

S'attaquer à l'iceberg du bégaiement : pics à glace, haches et rayons de soleil !

Larry Molt

Il y a plusieurs années, le regretté Joseph Sheehan (voir chapitre 6) compara le bégaiement à un iceberg. Les comportements de bégaiement visibles, ceux qui sont à la surface, au dessus de l'eau (les répétitions, les blocages, les substitutions de mots et les efforts physiques déployés pour parler) ne constituent que la pointe de l'iceberg. La partie la plus importante, celle qui maintient le bégaiement, se cache dans les profondeurs. Quarante ans plus tard, cette analogie est toujours d'actualité. Ma propre expérience de personne qui bégaie, d'orthophoniste, de participant à un groupe de soutien, de membre d'un forum Internet dédié au bégaiement et de chercheur me confirment la véracité de cette analogie.

En attaquant et en réduisant les composantes invisibles que sont la peur, l'embarras et la honte qui accompagnent si souvent le bégaiement tout en contribuant de façon importante à en maintenir les symptômes visibles, la plupart des personnes bègues connaîtront de substantiels progrès. Analysons comment on peut commencer à effriter cet iceberg. Il nous faut des outils : pics à glace, hache et rayons de soleil ! Et ces outils dont nous avons besoin pour faire fondre et engloutir l'iceberg sont à notre portée. Il s'agit de cadeaux que nous pouvons nous offrir; parmi ceux-ci, le Pardon, la Compréhension, le Courage et la Patience.

Le Pardon : Nous qui bégayons sommes nos critiques les plus acerbes. Nous sommes trop durs envers nous-mêmes, ce qui constitue une attitude normale chez les humains. La science ne connaît pas encore avec certitude ce qui déclenche le bégaiement. La plupart des recherches indiquent que notre mécanisme de production de la parole serait plus fragile que celui des locuteurs normaux à de moindres niveaux de stress et de pression. Bien que la parole de n'importe qui devienne plus saccadée et hachée sous un certain niveau de pression, celle à laquelle nous commençons à trébucher sur les mots est inférieure à celle des autres personnes. Sans doute sommes-nous plus fragiles et plus sujets à des ratés face aux pressions générées par la communication. Alors, tout comme les autres se pardonnent leurs imperfections visibles, commençons par nous pardonner nous-mêmes de bégayer. Si nous devrons très probablement vivre toute

> Apprenons à considérer nos revers comme des opportunités d'apprendre.

notre vie avec une parole fragmentée, nous pouvons, en revanche, en minimiser les effets négatifs. En second lieu, apprenons à nous pardonner si nous échouons parfois dans nos tentatives à initier des changements. Modifier nos comportements de bégaiement n'est pas chose facile : s'il en était autrement, nous aurions déjà cessé de bégayer ! Nous connaîtrons des revers. Il nous arrivera de dévier de notre parcours ou de retourner instinctivement à nos anciennes habitudes de parole. Plutôt que de les considérer comme des échecs, réaction qui ne peut qu'engendrer d'autres échecs dans le futur, apprenons à considérer ces revers comme des opportunités d'apprendre, d'évaluer notre démarche et de développer des stratégies pour agir de manière plus constructive la prochaine fois.

La Compréhension : Nous avons aussi besoin de mieux nous connaître et de comprendre nos interlocuteurs. On doit réaliser que nos croyances au sujet du bégaiement sont très différentes de celles des locuteurs normaux. Alors que pour nous le bégaiement est quelque chose d'embarrassant, d'humiliant et même de honteux, nos interlocuteurs qui ne bégaient pas le considèrent comme une difficulté passagère à nous exprimer.

Pourquoi en est-il ainsi ? Il est humain de craindre, et donc de chercher à éviter, tout ce qui est négatif et nous fait paraître "différent", "imparfait" ou, de toute évidence, "moins capable". Puisque toutes les personnes que nous connaissons s'expriment facilement, le bégaiement prend pour nous une connotation négative. Après tout, même les enfants arrivent à dire ce qu'ils veulent sans avoir peur; il doit bien y avoir quelque chose qui ne fonctionne pas en nous. Et puis nos croyances subissent les effets négatifs de ce que nous voyons dans les médias où le bégaiement est souvent associé à des travers tels que l'indécision, la lâcheté ou, pire encore, la maladie mentale ou des déviances criminelles. Il est rare de voir une personne qui bégaie tenant le rôle du héros dans les livres ou les films !

Mais n'oublions pas que ces impressions nous touchent particulièrement parce que nous bégayons nous-mêmes; nos interlocuteurs sont plutôt imperméables à de telles connotations. N'oublions pas que les défauts sont toujours plus visibles et importants pour la personne qui en est affligée qu'ils ne le sont pour toute autre personne, comme ce mannequin manquant de confiance en elle parce que, on ne sait trop comment, elle trouve toutes sortes d'imperfections dans son visage et sa silhouette l'amenant à douter que d'autres puissent la trouver belle. Ou encore, ce bouton d'acné apparaissant sur notre visage à l'adolescence : pour nous, il est énorme et attire l'attention; nous sommes persuadés que tout le monde le regarde. En vérité, très peu de personnes le remarquent. En d'autres mots, le bégaiement n'est pas si important que cela pour les personnes qui ne bégaient pas ! Nous sommes bien plus préoccupés et embarrassés par le bégaiement que les autres ne le sont.

On doit s'efforcer de comprendre la réaction de nos interlocuteurs. La plupart des locuteurs normaux ne savent que très peu de choses sur le bégaiement et y sont assez rarement confrontés. S'il nous arrive de connaître un de ces "blocages qui tuent", ils vont être surpris et avoir les réactions que nous craignons tant. En général, les esprits complexés ayant une si piètre image d'eux-mêmes qu'ils se sentent obligés, pour se valoriser, de ridiculiser les faiblesses des autres sont peu nombreux et plutôt rares. La plupart des gens aimeraient nous aider, s'ils savaient seulement comment faire. Dès que les gens apprennent que je suis orthophoniste spécialisé en bégaiement, ils me posent presque immanquablement cette question : « J'ai un ami qui bégaie. Dois-je finir le mot à sa place s'il ne réussit pas à le prononcer ou dois-je simplement attendre ? » Lorsque nous nous sentons embarrassés et gênés, nos interlocuteurs le perçoivent. Et parce qu'ils ne savent pas comment réagir, cela génère de l'inconfort et de l'embarras de part et d'autre.

Nous avons alors l'impression d'avoir lamentablement échoué dans une nouvelle tentative de communication et les sentiments immergés de blessure et d'échec de l'iceberg continuent à croître. Un peu de

La transparence permet de laisser passer les rayons de soleil qui feront fondre l'iceberg.

pédagogie de notre part peut faire toute la différence. En étant à l'aise avec notre bégaiement et en l'expliquant lorsqu'il se manifeste, on ouvre ainsi, bien souvent, la porte à des questions tout en dissipant des deux côtés les maladresses et l'embarras. Cela donnera généralement lieu à une communication bien plus interactive à l'avenir. La transparence permet de laisser passer les rayons du soleil qui feront fondre l'iceberg au lieu de le laisser caché dans les profondeurs noires et froides qui favorisent tant sa croissance.

Le Courage : le courage est l'ennemi juré du bégaiement. Nos peurs et nos échecs le font prospérer et celui-ci sort vainqueur chaque fois que, lorsque nous rencontrons quelqu'un, nous voulons jouer à "cacher le bégaiement". Je l'ai fait et je parie que vous avez vous-mêmes joué à ce jeu : substituer les mots, changer ce que vous vouliez dire, ne pas dire tout ce que vous vouliez dire et faire appel à tous ces trucs que vous avez mis au point pour "camoufler" votre bégaiement. Nous avons tous fait cela avec le vain espoir d'empêcher notre interlocuteur de découvrir cette horrible et honteuse vérité, à savoir que nous bégayons. Bien sûr, ce n'est ni horrible ni honteux pour eux; une telle connotation est d'abord et avant tout dans **notre** esprit. Et qu'avons-nous gagné si nous avons réussi à camoufler le bégaiement sans qu'ils s'en rendent compte ? Rien du tout puisque nous serons obligés de poursuivre ce jeu chaque fois que nous rencontrerons cette personne, jusqu'au jour où la vérité se révélera, forcément, d'elle-même. Malheureusement, la pression augmente chaque fois que nous nous prêtons à ce jeu. Cacher le bégaiement signifie capituler devant la peur et la honte, avec pour seule conséquence de nourrir la froideur des profondeurs.

Le problème du bégaiement est compliqué par le fait que nos actions constituent, dans une large mesure, une réaction bien humaine. Il est tout à fait naturel de vouloir s'épargner ce qui est déplaisant et douloureux et, à court terme, c'est bien plus facile que d'affronter ce qui est déplaisant. Les psychologues parlent de la réaction primitive du "combats ou fuis", celle qui est déclenchée lorsque nous percevons un danger (pouls et pression sanguine accrus, avec l'adrénaline qui envahit notre flux sanguin.) Ces réactions se sont à l'origine développées aux temps préhistoriques pour fournir cette force supplémentaire dont nos ancêtres avaient besoin pour combattre leurs prédateurs ou pour accroître la vitesse à laquelle ils fuyaient le danger. De nombreuses personnes qui bégaient montrent de tels symptômes lorsqu'elles affrontent des situations de communication difficiles, situations qu'elles ont apprises à anticiper comme étant difficiles et qui sont propices à l'accroissement du bégaiement. Nous optons trop souvent pour la réaction de "fuite", en essayant de nous évader et de fuir le bégaiement, en utilisant tous nos trucs et subterfuges pour l'éviter. Et lorsque nous faisons cela, le bégaiement en sort encore gagnant, continuant à croître, toujours plus froid et plus noir en dedans.

De quel genre de courage avons-nous besoin pour combattre l'obscurité ? Plutôt que de fuir la situation, commençons par avouer et affronter notre bégaiement. Dans ce livre, vous trouverez beaucoup de techniques pour le faire. Personnellement, j'utilise assez régulièrement les trois stratégies suivantes.

L'auto-identification. Une façon de mettre un terme à ce jeu de "cache-cache bégaiement" consiste à faire savoir à notre interlocuteur, le plus tôt possible, que nous bégayons. Le fait de le divulguer diminue généralement, et de façon substantielle, la tension. Et si nous avons quelques accrochages, notre interlocuteur saura alors ce qui se passe, et personne n'aura à se soucier de ce que l'autre pense. Notre interlocuteur réalise que nous sommes suffisamment à l'aise pour en parler et nous savons qu'il sait ce qu'il se passe. Dans la plupart des cas, nous aurons alors suffisamment réduit la pression pour parler de manière plutôt fluide.

Le bégaiement volontaire. On doit apprendre à accepter de bégayer volontairement, en particulier en initiant un bégaiement sur un mot sur lequel nous ne bégayons pas d'habitude. Cela démontre un très grand courage : nous affrontons et faisons cette chose que nous craignons tant. De plus, nous faisons justement ce que la majeure partie de nos actions et nos efforts ont pour but d'éviter. Dorénavant, nous n'avons plus à faire ces choses. Quelle délivrance ! Nous pouvons enfin regarder notre bégaiement à la lumière du jour, sans connaître l'état de panique où nous étions lorsque nous subissions un moment de vrai bégaiement et que nos actions étaient tout sauf rationnelles. On peut maintenant prêter davantage attention à nos interlocuteurs et au monde extérieur, et percevoir leurs réactions de manière plus réaliste. Ils ne nous apparaîtront plus comme apeurés ou gênés, mais plutôt comme ayant un esprit curieux ou essayant même de nous encourager. Mais l'effet le plus important est d'avoir, une fois de plus, mis un terme au jeu lugubre consistant à vouloir "cacher ce bégaiement". Le bégaiement ayant été divulgué, la partie est terminée.

Jouer avec notre bégaiement – volontairement. Cela représente un cran supplémentaire dans le concept du bégaiement volontaire. Lorsque nous "jouons" avec notre bégaiement, nous nous prouvons à nous-mêmes qu'il n'est plus cette chose horrible et honteuse et, encore plus important, qu'il a perdu tout son pouvoir sur nous. Personnellement, je joue avec mon bégaiement en initiant plusieurs faux bégaiements, en étant donc beaucoup moins fluide que d'ordinaire. J'essaie plusieurs genres de bégaiement, en ajoutant mes comportements d'évitement typiques dans cette mixture. Je peux même bégayer vraiment, en disant justement ces mots que j'avais souvent tendance à éviter, en les substituant ou en déguisant le bégaiement. À quelques occasions, **lors d'une thérapie,** moi et une autre personne bègue avons délibérément déclenché les comportements de bégaiement les plus inhabituels et remarquables pour quelqu'un qui ne s'y attend pas, afin de voir lequel de nous deux "désarçonnerait" le premier son interlocuteur.

Ces trois techniques réduisent la peur et laissent les rayons du soleil s'infiltrer. Elles contribuent à faire fondre l'iceberg. Chacune d'elles demande du courage pour l'employer puisque nous agissons à l'encontre de nos instincts naturels. D'un autre côté, nous avons suivi pendant des années notre instinct de fuite et cela, de toute évidence, ne nous a pas aidés. Il est peut-être temps d'expérimenter la réaction de "combattre" plutôt que de "fuir".

La Patience : Rappelez-vous que Rome ne s'est pas construite en un jour. Ces sentiments et ces craintes qui se sont développés pendant tant d'années pour prendre la forme d'un phénoménal iceberg immergé ne fondront pas en quelques jours, ni en quelques semaines. Cependant, ce qui est encourageant et motivant c'est la rapidité avec laquelle ces croyances et ces peurs changent une fois que nous avons commencé à les exposer au grand jour et à les défier. C'est un réflexe naturel et très humain que de se sentir dépassé par l'immensité de la tâche que constitue cette bataille contre notre bégaiement. Mais souvenez-vous que les plus grands et les plus importants voyages commencent toujours par un premier pas, et c'est justement ce premier pas qui doit constituer votre préoccupation du moment. Prenez la décision de mettre en œuvre un seul petit changement aujourd'hui.

Chapitre 22

Trouver sa propre voie, sans l'aide d'un orthophoniste

Walter H. Manning

« Dans l'adversité, ne perds pas espoir, car après la pluie, le beau temps. »

Poème perse

Le bégaiement étant un problème complexe et uniquement humain, le processus de changement est souvent long et ardu. Si on bégaie à l'adolescence, il y a peu de chances que le trouble disparaisse de lui-même. Si tu bégaies depuis plusieurs décennies, tu es probablement devenu un fin connaisseur de la culture du bégaiement. Tu seras probablement toujours une personne qui bégaie – plus ou moins, parfois avec difficulté, parfois plus aisément. Accepter cette vérité constitue un premier pas important pour changer les aspects handicapants de ta parole.

Il est vraiment possible de faire des changements considérables.

Maintenant, les bonnes nouvelles. Même si tu bégaies sévèrement, **tu peux vraiment changer**

considérablement ta parole et tes réactions à l'expérience du bégaiement. Tu peux apprendre à mieux utiliser ton mécanisme de parole, à bégayer de manière moins déplaisante et cesser de vivre avec cette peur omniprésente du bégaiement, peur qui influence tant tes choix de vie. De tels changements s'accéléreront et seront plus complets si tu peux être aidé par un bon orthophoniste qui sera sincère, enthousiaste, empathique et, quelque fois, exigeant. Mais nous savons que, même sans l'assistance d'un spécialiste, de tels changements sont aussi possibles.

Tout comme un professionnel adapte son programme à chaque patient, tu devras te frayer ton propre chemin à travers les obstacles semés par le bégaiement. S'il y a un avantage à travailler par toi-même, c'est bien celui-ci : après une observation minutieuse, tu pourras choisir parmi les divers programmes et les techniques qui y sont associées ceux et celles qui seront les mieux adaptés à tes besoins. Peu importe la voie que tu choisiras, tu devras te demander si tu es vraiment prêt à entreprendre ce parcours qui exige un sérieux engagement personnel.

T'"extirper" du bégaiement exigera bien plus que de simplement modifier ta manière de parler. Pour amoindrir les effets handicapants de ta condition, tu dois aussi modifier tes habitudes de pensées, à commencer par celle de prendre des décisions selon que tu vas bégayer ou pas. Ne nous y trompons pas : chez les adultes, le bégaiement est un problème multidimensionnel qui nécessite bien plus qu'une solution simpliste et temporaire.

Le bégaiement est un problème multidimensionnel.

Normalement, mes suggestions dépendraient de la connaissance et de l'interprétation que j'aurais de ton histoire personnelle. J'aimerais être à tes côtés pour la connaître, ainsi que pour évaluer ta motivation et ton désir de changer. Il me serait aussi utile d'estimer ton besoin de désensibilisation. Je verrais si, comme moi, tu peux délibérément faire appel à quelques disfluences faciles. Nous ferions des essais avec ta parole afin de voir à quel point tu es disposé à varier ton bégaiement et à jouer avec lui.

Mais ne pouvant être avec toi, je ne peux que t'offrir des suggestions plus génériques dont certaines peuvent être, ou pas, pertinentes dans ta situation présente. Je n'ai pas *les* solutions à *ton* problème. En vérité, méfie-toi de toute personne qui te dirait avoir ces solutions. Je ne peux que t'offrir un choix de réponses possibles ; à toi de choisir celles qui correspondent le mieux à ta situation.

Les suggestions suivantes reposent à la fois sur mon cheminement personnel de personne bègue ayant réussi, sur plusieurs années, à modifier ses attitudes et sa parole, et sur mon expérience professionnelle avec plusieurs enfants, adolescents et adultes qui bégayaient. Elles sont divisées en cinq sections.

Directives Principales

Lorsque je m'interroge sur ce que pourrait être la prochaine étape d'un processus thérapeutique, je reviens souvent à ces trois principes de base.

• **Ne pas éviter.** Réduis, du mieux que tu peux, tes évitements de sons, de mots, de personnes, de situations de parole et de toute autre situation. L'évitement ne fait que renforcer la peur. Chaque fois que tu affrontes une situation, la peur diminue d'autant. Cela prendra du temps (des mois, voire des années), mais efforce-toi de graduellement diminuer tes réactions d'évitement face à la **possibilité** de bégayer.

- **Parler en douceur, plus aisément.** Lorsque tu parles sans bégayer, ralentis légèrement ton débit de parole et vois si tu peux adoucir tes mouvements lors de la transition d'un son/mot à l'autre. Vois si ta parole est plus que simplement "non bégayée", c'est-à-dire plus agréable et plus fluide, plus coulante (phonation continue). Apprends à ressentir, physiquement et sur un plan émotionnel, l'aisance et la douceur de la parole fluide. Et si tu bégaies, fais-le avec moins de contacts durs, plus lentement, du moins pendant quelques secondes. Accorde-toi la permission de bégayer en douceur et plus aisément plutôt que de te débattre dans chaque moment de bégaiement.
- **Prendre le plus de risques possibles, qu'ils soient liés ou non à la parole.** Si tu le peux, fais-toi accompagner de quelqu'un; sinon, fais-le quand même.

Travailler sur les caractéristiques se cachant sous la surface

Bien que ces caractéristiques ne soient pas visibles aux autres, il n'en est pas moins essentiel de les modifier afin d'assurer le succès à long terme de ta démarche. Cela implique de repenser tes attitudes générales sur la vie et ta manière de vivre l'expérience du bégaiement.

- Dresse une liste de ce que tu "fais parce que tu bégaies." Ce sont les décisions que tu prends parce que tu bégaies ou pourrais bégayer. (Par exemple, « Parce que je pourrais bégayer, je ne poserai pas de question à la réunion. » « Au restaurant, je ne commande pas toujours ce que je veux. » « Je ne fais pas d'appels téléphoniques difficiles. » « Je ne me présente pas aux autres. ») Avertissement : cette liste sera plus longue que tu ne le crois.

- Prends des risques et "recule les frontières" de tes activités, celles où tu dois parler mais aussi les autres. Lance-toi dans des aventures dont tu as toujours rêvées, que tu as toujours voulu faire. Conseil : recherche des activités qui semblent être un cran au dessus de tes actuelles capacités.
- Trouve un groupe d'entraide local pour le bégaiement et assiste à au moins six réunions. L'appui d'autres personnes qui bégaient est essentiel et on n'insistera jamais assez sur la réelle valeur de ces groupes (regarde les suggestions et ressources disponibles à l'Annexe A.)
- Lis un livre sur le bégaiement, un livre écrit par une personne qui bégaie.
- Raconte à au moins un de tes amis ta vie en tant que personne qui bégaie. Vois si tu peux te rappeler des moments cocasses (réactions d'interlocuteurs, expériences embarrassantes en classe) survenus à cause de ton bégaiement.
- Fais savoir à tes parents qu'ils n'y sont pour rien si tu bégaies.
- Étudie la littérature et les vidéos traitant de la nature et du traitement du bégaiement.
- Sur Internet, explore et participe activement à des groupes de discussion sur le bégaiement. (Annexe A.)

Modifier le comportement visible du bégaiement

Les comportements visibles du bégaiement sont ces actions que nous et les autres voyons et entendons lorsque nous bégayons. Le secret pour modifier ces comportements n'est pas de les arrêter mais de les modifier, de les faire varier légèrement. Exerce-toi à prolonger un moment de bégaiement, en t'amusant avec divers comportements; aussi étrange que cela puisse sembler, prends plaisir à bégayer de diverses façons, de manière créative.

- Dresse une carte de ton bégaiement. Fais une liste (ou un dessin) de ces "Choses que je fais en bégayant." Fais un enregistrement audio ou vidéo afin d'enregistrer des exemples de ta parole au téléphone ou lorsque tu parles avec un ami. Analyse bien ces enregistrements afin de compter le nombre de bégayages que tu identifieras. Conseil : durant cette analyse, imite ta parole afin de bien ressentir ce que tu fais en bégayant.

- Apprends tout ce que tu peux sur l'anatomie et la physiologie du mécanisme de la parole. Contacte la Stuttering Foundation of America qui pourra te dire où trouver de l'information[5].

- Apprends tout ce que tu peux sur les principales catégories de sons nécessaires à la parole et comment ils sont produits.

- Exerce-toi à prononcer les mots (spécialement ceux que tu crains) avec une bonne respiration, en amorçant graduellement le mouvement de tes cordes vocales, accompagné de contacts articulatoires légers et de mouvements souples en passant d'un son/syllabe à l'autre.

- Apprends à identifier (spécialement par la sensation que tu en éprouves) la différence entre bégayer de manière étranglée, tendue et dure, et bégayer ouvertement, en douceur et plus aisément, sans lutte. Puisque tu es une personne qui bégaie, pourquoi ne pas apprendre à le faire correctement ? La qualité de ton bégaiement est tellement plus importante que sa fréquence.

---

[5] En France, tu peux contacter l'Association Parole Bégaiement http://www.begaiement.org/ ou consulter les blogs cités en annexe A.

- Habitue-toi à varier tes comportements secondaires de bégaiement. Fais appel à ta créativité pour modifier (et non arrêter) tes réactions habituelles. Modifie tout ce que tu peux (clignement des yeux, balancement de la tête, expressions faciales, mouvements articulatoires).

- Vois si tu peux graduellement cesser de recourir aux "remplisseurs" - ces mots superflus que tu utilises pour retarder ou rythmer la prononciation d'un mot craint dans une phrase (les "Ah", les "Tu sais", les "Voyons...") Conseil : Chaque fois que tu te surprendras à utiliser un mot ou son d'appui, répète le mot craint encore et encore en lisant ou durant une conversation avec un ami.

Accepter la réalité des rechutes

Les rechutes sont monnaie courante chez les adultes après une thérapie. Il est souvent pertinent de suivre d'autres séances, individuellement ou en groupe.

- Sois patient avec toi-même. Certains jours et certains événements seront plus propices que d'autres à l'utilisation réussie de tes nouvelles techniques.

- Même lorsque tu te sens capable d'avoir un bon niveau de fluence, insère quelques disfluences délibérées[6], spécialement lors de situations de parole faciles. Assigne-toi cet objectif, en particulier si tu recommences à recourir à des comportements d'évitement.

- Afin de réduire la pression d'avoir une fluence parfaite, affiche ton bégaiement (dis aux gens que tu es une personne bègue, arbore le badge ou le T-shirt d'un groupe d'entraide, bégaie délibérément pendant une conversation ou une présentation).

---

6 Bégaiement volontaire.

- Trouve un ami que tu appelleras lorsque tu rencontreras des difficultés avec ton bégaiement (frustration, honte, embarras, manque de motivation).

- Trouve des groupes tels que les Toastmasters qui t'offriront l'occasion de vivre des expériences de parole en public.

- Consulte un orthophoniste spécialisé dans les troubles de la parole. Cela pourrait bien t'ouvrir les portes d'une consultation informelle, te permettre d'obtenir des sources d'informations supplémentaires et même te donner l'occasion de suivre une thérapie avec un professionnel.

Comment évaluer tes progrès

On doit bien comprendre que le changement est un processus cyclique et non linéaire. C'est souvent après de multiples efforts qu'on commencera à voir poindre des changements à l'horizon.

- Fais de ton mieux pour cesser de courir après la "divine fluence." Un bégaiement résiduel, surtout s'il est facile et coulant/fluide, est acceptable.

- Ne te laisse pas décourager par des insuccès temporaires dans l'atteinte de tes objectifs. Peut-être te faudra-t-il revenir à une étape précédente pour mieux repartir.

- Reconnais tes petites victoires et récompense-toi pour tes réussites (par exemple, pour avoir dit des mots craints, pour employer un bégaiement plus facile et pour t'impliquer dans de nouvelles activités).

- Au fur et à mesure que tu élimineras tes évitements, accepte qu'une augmentation temporaire du bégaiement puisse se produire. Si tu prends plus de risques et vis ta vie avec une plus grande liberté, cela sera le signe que tu progresses.

- Une fois parcouru un certain cheminement et atteint une certaine maîtrise du problème, reconnais et amuse-toi des événements cocasses qui accompagnent souvent les situations de bégaiement.

- Félicite-toi de ce que, malgré le bégaiement, tu t'impliques dans un plus grand nombre de situations de parole qu'auparavant. Tu pourrais bien réaliser que tu es plus sociable que tu ne le croyais.

- N'en sois pas étonné : les autres s'ajusteront à ta nouvelle perception de toi-même et à ta nouvelle fluence. Au fur et à mesure de ton cheminement, ils pourraient bien devoir aussi ajuster et modifier leur attitude à ton égard.

- Apprécie que, même si tu bégaies dans une situation donnée, tu ressens maintenant moins de honte et d'embarras.

- Plus que par le passé, tu prends les devants pour engager des conversations et tu n'hésites pas à t'exprimer.

- Tu te surprendras à envisager des choix éducatifs, professionnels et sociaux auxquels tu n'aurais jamais sérieusement pensés auparavant.

- Prends conscience que le bégaiement est, par certains aspects, un cadeau qui t'a permis de te connaître et de comprendre les autres, mieux que tu n'aurais pu le faire autrement.

Conclusion

L'acceptation, l'espoir et l'action sont essentiels au changement. Un processus de changement n'est jamais facile ; tu auras parfois l'impression que ce chemin ne fait que grimper. Mais n'oublie pas que tout voyage, même difficile, peut s'avérer une aventure plaisante et excitante. Modifier tes attitudes et tes comportements associés au bégaiement est, par plusieurs aspects, un processus de développement personnel. Au fur et à mesure que tu élargiras ta zone de confort langagière et personnelle, de nouvelles possibilités s'offriront à toi.

Mais tu n'es pas seul dans ton parcours. Tu lieras de nouvelles et intéressantes amitiés, surtout si tu rejoins des compagnons de route dans un groupe d'entraide pour le bégaiement.

Chapitre 23

Quelques conseils pour vous aider

Paul E. Czuchna

Devenues adultes, la plupart des personnes bègues sont vraiment frustrées par les efforts qu'elles doivent déployer pour essayer de parler avec fluence et irritées de ne pas y parvenir. Elles sentent qu'elles sont douées d'une intelligence au moins égale à la moyenne mais n'ont cessé de travailler et de dépenser une énergie infinie pour s'efforcer de communiquer. Se sentant impuissantes à contrôler ce bégaiement, elles se demandent ce qui cloche en elles. Résultat : elles craignent de plus en plus le bégaiement et aiment de moins en moins parler.

Pendant des années, la plupart de ces adultes se sont vus prodiguer des conseils bien intentionnés dans le but, avoué ou non, de faire cesser leur bégaiement. Ces suggestions prétendaient que des cures miracles et la fluence immédiate étaient possibles. « Prends une bonne respiration avant de prononcer un mot sur lequel tu pourrais bégayer puis dis-le sans bégayer. » « Pense à ce que tu vas dire avant de parler et tu n'auras pas de problème. » Et ainsi de suite.

Vous, comme toute autre personne bègue, avez déjà entendu de tels conseils sous-entendant - et vous incitant à croire - qu'il est "mal" de bégayer. Dans ses efforts pour parler avec fluence, la personne bègue redoute de plus en plus son incapacité à composer avec ce bégayage intermittent et potentiel. Plus elle lutte pour éviter un possible bégayage ou tente de cacher ou de déguiser ce bégaiement qu'elle ne peut éviter, plus elle nie l'existence de son problème.

On peut distinguer deux types de personnes bègues : (1) celle qui *masque* son bégaiement et essaie d'éviter certains mots et situations redoutés qui pourraient la faire passer auprès de ses interlocuteurs pour une personne bègue et (2) celle qui bégaie *ouvertement* et lutte désespérément sur chaque mot pour communiquer. Quel type de personne bègue êtes-vous ?

Examinons certains comportements de la personne *masquant* son bégaiement et les sentiments qui y sont associés. Ce genre de personne tentera de prévenir les obstacles et sera constamment à l'affût des mots pouvant engendrer du bégaiement. Elle sera toujours sur le qui-vive afin d'éviter ces mots qui pourraient la démasquer. Lorsqu'elle anticipera un bégayage possible, elle tentera d'éviter les mots qui lui font peur. Et lorsqu'elle ne pourra éviter un mot précis, elle retardera, de diverses manières, sa prononciation jusqu'à ce qu'elle se sente prête à le sortir avec plus de fluence. Ou, encore, au moment de dire un mot précis, elle utilisera divers trucs, tels que le clignement des yeux ou des gestes rapides. Et plutôt que de lutter ostensiblement, ce qui serait interprété comme du bégaiement, elle laissera les autres dire à sa place ces "mots clefs" ou renoncera complètement à son intention de communiquer. Les personnes qui *masquent* leur bégaiement savent quelles situations sont susceptibles de provoquer un bégayage et sont passées maîtres dans l'art de les éviter (marcher un kilomètre ou deux pour parler à quelqu'un plutôt que d'utiliser le téléphone ; envoyer quelqu'un d'autre faire une course impliquant de parler, etc.) Faites-vous aussi cela ?

Au contraire, la personne qui bégaie *ouvertement* semble "foncer" sur les mots et les sons de manière directe même si elle anticipe des difficultés à communiquer. Bien qu'elle puisse ne pas aimer les efforts déployés pour parler, elle a appris à les tolérer. De plus, elle évitera peu de mots ou de situations sachant que, de toute manière, elle bégaiera. Mais elle peut cependant retarder la prononciation d'un mot et éviter ses comportements les plus désagréables *pendant* les moments de bégayage flagrant. Ces personnes ressentent fort bien l'impatience que manifestent certains interlocuteurs face à leur lenteur à s'exprimer. Mais comme elles aiment parler, elles foncent. Elles ne toléreront pas que les autres complètent les mots à leur place. Bien qu'elles soient souvent profondément frustrées par les efforts nécessaires pour accroître leur débit, elles affichent néanmoins plusieurs comportements de lutte qui font obstacle à cet objectif. Elles bégaient beaucoup plus sévèrement que nécessaire ! Elles font des choses qui les empêchent de prononcer les mots facilement. Peut-être faites-vous cela, vous aussi.

Les personnes bègues n'ont pas à apprendre à parler avec fluence. Elles savent déjà comment faire ; hélas, elles portent peu d'attention à leurs moments de fluence. Si elles doivent sans doute apprendre à mieux réagir à la peur ou à l'expérience du blocage, elles n'ont en revanche pas à apprendre (comme quelque chose de nouveau) à dire les mots avec fluence. Une partie de leur profonde frustration vient de ce qu'elles savent comment prononcer les mots avec fluence mais se retrouvent tout de même bloquées et incapables de le faire. Elles doivent apprendre quoi faire lorsqu'elles bégaient si elles veulent réduire la peur et la frustration. Un objectif atteignable est d'apprendre à avancer plus facilement dans les mots bégayés plutôt que de les éviter. Elles doivent apprendre à bégayer autrement lorsqu'elles anticipent le bégaiement et à trouver des moyens pour compléter les mots suite à un blocage. En somme, elles ont besoin d'apprendre une meilleure façon de bégayer, qui interfère moins dans la communication. Savez-vous comment bégayer de manière plus fluente ?

Apprendre à bégayer autrement, avec moins de lutte : cette idée provoque d'abord chez presque toutes les personnes bègues une réaction de recul, de répugnance. Après tout, elles ont passé tant d'années à essayer de ne pas bégayer ou à tenter de camoufler le bégayage lorsqu'il se manifestait. La personne qui *masque* son bégaiement a tellement investi de temps et d'efforts pour cacher le fait qu'elle bégaie, qu'elle pourrait bien réagir avec une peur et une panique extrêmes à l'idée même d'apprendre à bégayer avec fluence. Bien que la personne qui bégaie *ouvertement* puisse afficher un grand scepticisme à pouvoir un jour apprendre à bégayer avec beaucoup moins d'efforts, elle reconnaît que cela pourrait lui apporter un certain soulagement. Néanmoins, cette idée de bégayer de manière plus fluente, comme objectif intermédiaire, commence à devenir envisageable. Mais elles préféreraient une cure rapide ; si elles pouvaient apprendre à être fluentes, mêmes en bégayant, ce serait déjà un progrès. Comment réagissez-vous à cela ?

Bien sûr, la personne qui *masque* son bégaiement a un plus long chemin à parcourir que celle qui bégaie ouvertement. Elle doit d'abord redécouvrir ce qu'elle craint de faire en bégayant volontairement et plus ouvertement lorsqu'elle anticipe le bégaiement Pour y arriver, elle doit renoncer à ses vieux trucs d'évitement lorsqu'elle anticipe un bégaiement. Elle doit apprendre à endurer, en expérimentant ce qu'auparavant elle ne faisait qu'imaginer. Alors que la personne qui bégaie *ouvertement* doit examiner et tolérer de plus en plus ce qu'elle fait en bégayant, plutôt que de nier l'existence de ses comportements évidents de bégayage. Dans les deux cas, elles doivent bien identifier ce qu'elles doivent changer et se faire une idée très nette des procédures qui favoriseront un bégaiement plus fluent. Elles devront ensuite construire des ponts solides vers la fluence plutôt que de tenter sans succès le grand saut pour l'atteindre. Savez-vous comment vous sortir de ce bourbier dans lequel vous vous trouvez en ce moment ?

Les expériences suivantes sont essentielles et vous devrez les rechercher, encore et encore, car elles constituent le matériel et l'équipement de base pour ériger ce pont entre votre situation présente et la destination que vous souhaitez atteindre :

1. Vous êtes la seule personne responsable de votre comportement, bégaiement compris.
2. On peut délibérément subir, toucher, maintenir et étudier le bégaiement.
3. L'évitement ne faisant qu'augmenter la peur et le bégaiement, il doit être réduit.
4. Lutter, fuir à toutes jambes et refuser d'affronter des blocages anticipés ou ressentis ne font qu'empirer le bégaiement tout en lui permettant de se maintenir.
5. Vous pouvez vous libérer volontairement d'un blocage ou éviter de répéter un son avant de compléter le mot.
6. Lorsque se manifeste un moment de bégaiement, on peut l'analyser afin de se défaire, autant que possible, de ses effets pervers.
7. Portez attention à votre parole normale, adoptez des moments de bégaiement plus courts, favorisant la progression et dénués d'efforts physiques ; tout cela réduira la sévérité du bégaiement.
8. On peut apprendre à résister à l'autosuggestion d'un moment de bégaiement et prononcer les mots presque normalement.
9. On peut ériger des barrières entre nous et les réactions négatives de certains interlocuteurs qui ne font que précipiter le bégaiement.

10. Notre ambivalence (nos intentions contradictoires), notre anxiété, notre culpabilité et notre hostilité peuvent toutes être réduites.

11. Tous les efforts sont bons à faire pour renforcer votre égo, votre confiance en vous et le respect que vous avez pour vous-même.

12. La société récompense généralement la personne qui, de toute évidence, se confronte à son bégaiement et apprend à mieux composer avec lui.

13. Il est bien plus agréable de bégayer avec fluence que de bégayer de façon grotesque ; il est aussi agréable de pouvoir parler n'importe où, même si on bégaie.

Vous contenterez-vous de simplement lire cette liste pour ensuite l'oublier ? Ou allez-vous plutôt considérer sérieusement chaque item afin de voir comment les utiliser à votre profit ?

Ces expériences que la personne bègue doit vivre encore et encore peuvent sembler difficiles à organiser ou à mettre en oeuvre sans l'appui de quelqu'un. La solitude de la personne bègue est déjà suffisamment grande face à son problème. Une thérapie pour le bégaiement implique généralement la présence d'un ou d'une orthophoniste compétente, qui guidera la personne bègue, quelqu'un qui partagera des expériences avec son patient tout au long de la thérapie. L'accompagnement d'un thérapeute compétent est généralement essentiel à la réussite d'une thérapie. Trouvez de l'aide, si vous le pouvez; Sinon, faites-le vous-même. D'autres l'ont fait !

Chapitre 24

Connaissance, compréhension et acceptation

Robert W. Quesal

Même si je ne peux pas parler pour toutes les personnes bègues, je peux parler de mon expérience personnelle. Mes expériences et les vôtres peuvent cependant différer considérablement ; prenez donc mes commentaires comme matière à réflexion : ce sont les idées et points de vue de quelqu'un qui a bégayé pendant plus de quarante ans.

Nous avons probablement des choses en commun. J'ai lu la première édition de « Conseils pour ceux qui bégaient » en 1973 après l'avoir commandé suite à une publicité parue dans le Reader's Digest. Lire « Conseils pour ceux qui bégaient » a été un tournant dans ma vie. J'espère que la lecture de ce chapitre et des autres vous aidera autant que cela m'a aidé.

Les auteurs de la première édition « m'ont parlé » comme personne ne l'avait fait auparavant. Avant cela, je connaissais peu de personnes bègues et elles ne m'apprenaient pas grand chose sur mon bégaiement. Ce que je « savais » était principalement basé sur mes expériences et mes sentiments. J'essayais de comprendre mon bégaiement mais je le faisais seul. Ces auteurs m'ont aidé à réaliser que de nombreuses personnes avaient connu des expériences similaires. Par exemple, avant de lire ce livre, je pensais que personne d'autre ne pouvait changer sa commande au restaurant en fonction de la « facilité » à dire quelque chose, ou éviter le téléphone ou errer dans un magasin à la recherche d'un article plutôt que de demander à un vendeur, ou éviter (ou fuir) les situations où on vous demande de dire votre nom. Toutes choses que je faisais fréquemment et qui étaient des « comportements d'adaptation » assez communs chez les personnes bègues dont j'ai lu les histoires, voici 25 ans. J'étais aussi impressionné par le fait que tous ces auteurs avaient réussi leur vie malgré (ou peut-être dans certains cas à cause de) leur bégaiement.

Jusque là, j'avançais dans la vie presque sans but. J'étais allé à l'université mais l'avait quittée à la fin de ma deuxième année. J'ai passé une partie de l'année suivante à partager un appartement avec un camarade de lycée qui allait à l'université au Texas. Je ne travaillais pas mais passais mes journées à ressasser le passé et à penser à mon avenir. Qu'est-ce que j'allais faire ? Qu'est-ce que l'avenir réservait à un bègue comme moi ?

Mon exemplaire de « Conseils pour ceux qui bégaient » est arrivé au meilleur moment. Alors que j'étais en train de me demander ce que j'allais faire de ma vie, j'avais l'opportunité de lire les expériences d'autres personnes bègues devenues pour la plupart des experts en orthophonie. Je réalisai alors que cette discipline pourrait être un bon choix pour mes études universitaires.

Effectivement, l'orthophonie s'est avérée être un excellent choix pour moi et mes notes se sont améliorées considérablement. J'adorais mes cours, j'étais dans un environnement où mon bégaiement était mieux accepté que dans d'autres endroits et je suivais en même temps une thérapie pour ma parole. Finalement, celle-ci s'est améliorée, j'ai décroché ma licence et ma maîtrise à l'université de l'Indiana et un doctorat à l'université de l'Iowa où j'ai eu la chance d'étudier avec Dean Williams, un des auteurs du livre. En toute sincérité, je peux dire que ce livre a changé ma vie. Presque tout ce que je suis aujourd'hui, pour ce qui a trait à ma parole et à ma vie professionnelle, est directement issu du moment où j'ai lu « conseils pour ceux qui bégaient » en 1973.

Que puis-je dire qui vous sera aussi utile aujourd'hui que ce livre l'a été pour moi en 1973 ? Avec les années, j'en suis venu à penser que trois choses sont importantes si nous voulons prendre en main notre bégaiement. Ces trois choses sont la **connaissance**, la **compréhension** et l'**acceptation**. Je pense qu'elles vont ensemble et constituent les outils dont un bègue a besoin s'il veut être capable de s'occuper de son bégaiement.

Ces mots connaissance, compréhension et acceptation sont comme beaucoup d'autres : ils sont très usités et peuvent avoir plusieurs significations. Laissez-moi vous donner quelques définitions tirées du dictionnaire pour clarifier ce que ces termes signifient pour moi.

Connaissance :
- Savoir issu de faits, de vérités ou de principes aussi bien que de l'étude ou de l'investigation.
- Savoir ou familiarité acquis par l'observation, l'expérience ou la constatation.

Compréhension :
- Processus intellectuel d'une personne qui comprend; interprétation personnelle.
- Connaissance ou familiarité avec une chose particulière; aptitude à *traiter quelque chose ou à s'en occuper* (les italiques ont été ajoutés).

Acceptation :
- Considérer comme correct, normal ou bien.
- Action d'endurer patiemment, avec résignation et tolérance.
- Accueil favorable, approbation.

Les définitions que j'ai retenues suggèrent que la connaissance, la compréhension et l'acceptation évoluent graduellement d'une manière informelle plutôt que formelle. Je les ai aussi soulignées parce que même si j'ai étudié de manière formelle le bégaiement, la plus grande partie de ce que je sais sur mon propre bégaiement résulte de mes expériences et de ce que j'ai essayé. J'ai eu la chance de pouvoir compléter mon éducation et mon expérience. La connaissance, la compréhension et l'acceptation ne sont pas connectées. C'est à dire qu'acquérir la connaissance ne signifie pas qu'on acquiert aussi la compréhension ou l'acceptation du bégaiement. Mais les trois sont étroitement liées.

Il y a plusieurs façons, formelles et informelles, d'apprendre ce qu'est le bégaiement. Vous pouvez apprendre beaucoup en suivant une thérapie avec un orthophoniste qui connaît le bégaiement. Toutefois, si cela ne vous est pas possible, de nombreuses sources d'information sont à votre disposition. Vous apprendrez beaucoup de la lecture de ce livre et des ressources citées en annexe. Un groupe d'entraide régional peut aussi être une bonne source d'information sur le bégaiement.

Souvenez-vous cependant que toutes les informations disponibles sur le bégaiement ne sont pas forcément bonnes. En d'autres mots, le simple fait que quelqu'un dise ou écrive quelque chose ne signifie pas nécessairement que cela est vrai. Les gens qui parlent ou écrivent sur le bégaiement ont un point de vue spécifique, habituellement basé sur leurs propres et uniques expériences. Ces points de vue peuvent donc largement varier. J'éviterais aussi quiconque clamant avoir « la réponse » ou le « traitement » pour le bégaiement. Considérez tout ce que vous lisez ou entendez à la lumière de votre propre expérience. Creusez plus profondément les aspects du bégaiement qui vous semblent les plus pertinents pour vous; passez moins de temps sur ce qui ne se rapporte pas à vos propres expériences du bégaiement.

Il est possible que vous en connaissiez déjà beaucoup sur le bégaiement ou que vous ayez au moins la connaissance définie ci-dessus comme « savoir ou familiarité acquis par l'observation, l'expérience ou la constatation. » Mais vous pouvez vous demander : « Dans quelle mesure le connais-je vraiment ? » En d'autres mots, est-ce que votre connaissance est basée sur la *réalité* ou sur ce que vous *pensez* ? Est-ce que vous évitez certains sons, mots, situations et personnes, etc. parce que vous « savez » que vous bégayerez ?

Comment le savez-vous ? A quand remonte la dernière fois où vous avez essayé de parler dans ces situations ? Depuis quand n'avez-vous pas dit ces mots ? Est-ce que vous avez déjà dit ces mots avec fluence mais ne vous rappelez que les fois où vous avez bégayé ?

Ces questions n'impliquent pas que vous ne connaissez pas les réponses, mais c'est le genre de « questions sérieuses » que nous devons nous poser si nous voulons vraiment en savoir plus sur notre bégaiement. Nous devons prendre le temps d'analyser minutieusement comment nous parlons, comment nous bégayons et comment notre bégaiement varie. Il est peut-être aussi important de se focaliser sur ce que nous faisons *bien :* comment parlons-nous quand nous sommes fluents ? Nous basons souvent nos auto-évaluations sur ce que nous *ressentons* plutôt que sur la manière dont nous *parlons* réellement. Nous pouvons être mal à l'aise quand nous parlons et être persuadés que nos interlocuteurs le sont aussi. Si nous avons un mauvais ressenti d'une situation, nous pensons que notre parole était mauvaise. Ou nous nous focalisons sur nos sensations et voulons sortir à toute vitesse de nos blocages ou « forcer pour sortir les mots ». Parmi ces choses, nombreuses peuvent être contreproductives mais, à moins de passer du temps à nous étudier en tant que locuteurs, nous ne saurons jamais, assurément, si elles nous aident ou nous entravent.

Plus nous apprenons sur le bégaiement, plus nous comprenons comment nous parlons et comment nous bégayons. Je ne bégaie pas *toujours* lorsque je dis mon nom. Je n'ai pas *toujours* des difficultés lorsque je parle à un vendeur. Souvent, j'arrive à dire des mots que je pensais difficiles à sortir, peut-être pas avec une fluidité parfaite mais relativement bien. J'arrive même souvent plutôt bien à faire passer mon message. Il semble que mon bégaiement me gêne peut-être plus qu'il ne gêne mon interlocuteur.

Ah ! L'interlocuteur ! C'est un paramètre souvent difficile à contrôler. Certaines personnes semblent assez tolérantes lorsque nous bégayons. D'autres semblent impatientes. D'autres sont carrément désagréables : elles nous donnent des surnoms, s'amusent à nos dépens, rient de nous. Je ne trouve pas que ce soit une expérience particulièrement agréable et j'imagine que vous non plus. Comment faire alors avec nos interlocuteurs ? Et bien, c'est l'une des choses les plus difficiles à faire, mais c'est souvent la plus utile : dites-leur que vous bégayez. Je ne veux pas dire que vous devez sauter sur chaque personne que vous rencontrez et lui annoncer : « Salut, je m'appelle Bob Quesal et je bégaie. » Mais quand l'opportunité se présente, faites un commentaire socialement adéquat sur votre bégaiement.

Supposons par exemple que vous rencontrez quelqu'un pour la première fois, que vous avez engagé la conversation et que vous n'êtes pas aussi fluent que vous le souhaiteriez. Faites un commentaire sur vos difficultés : « Mon bégaiement est plutôt mauvais aujourd'hui. » Ou : « Veuillez me pardonner, normalement je ne bégaie pas autant lorsque je rencontre des gens pour la première fois. » C'est ce que mon collègue et ami Bill Murphy appelle « normaliser » le bégaiement. Essayez d'accepter le bégaiement comme faisant partie de vous, comme la couleur de vos cheveux ou de vos yeux, vos capacités athlétiques et toute autre chose qui vous caractérise.

Si vous êtes à l'aise avec votre bégaiement, vos interlocuteurs seront aussi plus à l'aise. Nous pensons souvent que les gens sont cruels parce qu'ils nous dévisagent ou rient quand nous avons un blocage.

Beaucoup de gens font cela parce qu'ils ne savent pas comment réagir à notre bégaiement. De leur point de vue, nous pourrions aussi bien être victimes d'une attaque, leur faire une farce ou toute autre chose. Nous supposons souvent que nos interlocuteurs en savent autant que nous sur nous-mêmes, mais c'est beaucoup leur demander. Nous rendons les choses plus faciles pour nos interlocuteurs, et pour nous, lorsque que nous leur disons ce qu'il se passe. Dire au gens que vous bégayez, normaliser votre bégaiement, est peut-être l'une des choses les plus difficiles à faire mais cela peut aussi être très bénéfique. C'est un moyen de vous aider à comprendre votre bégaiement, mais plus important, cela peut aider les autres à mieux comprendre votre bégaiement. Cela montre aussi que vous acceptez votre bégaiement et il est alors plus facile pour les autres de l'accepter également.

Prenez donc le temps d'apprendre sur le bégaiement en général, et sur la manière dont *vous* bégayez en particulier. Utilisez cette connaissance pour mieux vous connaître en tant que locuteur et que bègue.

> Aidez les autres à comprendre et à accepter votre bégaiement.

Essayez d'accepter le bégaiement comme une part de vous-même et aidez les autres à comprendre et à accepter votre bégaiement. Vous avez de nombreuses qualités. Je suis sûr qu'il y a des choses que vous faites mieux que les autres gens, des choses que vous savez que d'autres ignorent et qu'il y a une variété de choses qui font de vous quelqu'un d'unique. Votre bégaiement est juste une partie de la personne que vous êtes. Cela ne vous définit pas à moins que vous vous laissiez définir par votre bégaiement.

Le plus important peut-être est de réaliser que vous n'êtes pas seul. N'essayez pas, comme je l'ai fait, de vous débrouiller tout seul. Tirez profit de tout ce qui existe : les gens, l'information, les ressources disponibles et les autres sources d'aide. Ce livre est une bonne base pour commencer. Il l'a été pour moi, je suis sûr qu'il le sera pour vous.

Chapitre 25

Garder sa dignité malgré le bégaiement

Gary J. Rentschler

Nous, personnes bègues, ressentons généralement beaucoup de gêne, de culpabilité, de honte et même d'agressivité face aux perturbations de notre parole. Vivre pendant des années avec de tels sentiments influence forcément la vision que nous avons de nous-mêmes. Les sentiments de dévalorisation, de faible estime de soi, d'infériorité, de timidité et d'isolement sont ainsi courants chez les personnes bègues.

Il y a ceux qui, malgré un sévère bégaiement, semblent jouir de la vie sans être handicapés par leur parole disfluente. Ces personnes partagent certaines qualités qui leur permettent d'être respectées et de projeter une forte impression de valeur personnelle. Elles (1) considèrent leur bégaiement avec objectivité, (2) s'acceptent malgré leurs imperfections et (3) expliquent ouvertement leur bégaiement aux autres.

Composer objectivement avec le bégaiement. Pour beaucoup d'entre nous, les émotions négatives ressenties pendant les moments de disfluence sont si intenses que nous ne pouvons même plus décrire précisément ce qui se produit. Voici quelques commentaires : « J'étais très nerveux, » ou «J'ai eu de sérieuses difficultés, » alors que d'autres diront : « Mes cordes vocales se sont bloquées, m'empêchant ainsi d'émettre le moindre son, » ou « Mes lèvres étaient serrées avec une telle force... » Alors que les deux premiers commentaires expriment l'*émotion* ressentie, les deux autres font état des *caractéristiques physiques* de ce qui s'est produit. Les émotions négatives qui en découlent obscurcissent notre capacité à voir distinctement et avec objectivité ce que nous faisons physiquement, nous empêchant ainsi d'en apprendre davantage sur le bégaiement. Pour voir au-delà de nos émotions, nous devons nous distancier de nos bégayages afin d'en décrire les caractéristiques physiques. Plus nous serons conscients de nos comportements de bégaiement, plus nous pourrons les maîtriser et mieux gérer leurs composantes physiques et émotionnelles.

S'accepter. Nous avons tendance à développer des attentes irréalistes sur ce que devrait être la fluence de notre parole. Cela se comprend tant l'attention portée sur nos disfluences a été négative; il est donc tout naturel de vouloir se faire remarquer le moins possible pour nos faiblesses. Chez beaucoup d'entre nous, cette attention négative s'est généralisée en une insatisfaction globale à l'égard de notre personne en tant qu'individu. Nous sommes devenus nos plus sévères critiques et nous reprochons aussi bien d'autres choses que le bégaiement.

Beaucoup parviennent à voir au-delà de leurs "défauts" et à s'accepter avec leurs imperfections. Nos parents et amis ont des imperfections mais nous parvenons à en faire abstraction pour apprécier, malgré leurs faiblesses, leur amour et leur compagnie. Ce sont nos imperfections qui font de nous des individus à part entière et qui font que l'on se souvient de nous. Embrasser nos faiblesses, c'est souligner que nous sommes uniques.

Formuler une "explication." Une manière de se distancier de nos bégayages est de savoir évaluer comment se sentent nos interlocuteurs lorsque nous communiquons avec eux. Etre capable de se voir au travers du regard des autres est un autre moyen de s'aider soi-même à mieux résister aux effets négatifs d'un bégayage.

Comparé à d'autres handicaps bien plus évidents (comme être cloué à un fauteuil roulant), le bégaiement est "invisible" - du moins jusqu'à ce que nous parlions. Pas étonnant que nos interlocuteurs soient déstabilisés lorsque nous bégayons. N'ayant eu aucun avertissement pour *s'y préparer,* ils en seront étonnés. A la fois curieux et surpris, ils chercheront à comprendre ce qu'ils voient et entendent. Plusieurs signes extérieurs visibles du bégayage peuvent donner l'impression qu'on est en proie à une attaque, à un spasme musculaire ou à tout autre problème médical. Notre interlocuteur s'alarme, est déstabilisé et ne sait trop comment réagir à notre bégaiement. Notre intuition nous dicte souvent de ne pas divulguer que nous bégayons. Nos forts sentiments d'embarras, de culpabilité ou de honte peuvent nous amener à nous replier sur nous-mêmes, en espérant que l'interlocuteur n'ait pas remarqué notre parole laborieuse, nos contorsions ou nos grimaces. Dans ce cas précis, notre intuition n'est pas bonne conseillère. En n'avouant pas ou en n'expliquant pas notre bégaiement, nous ne faisons qu'accroître la curiosité de nos interlocuteurs. Leurs interrogations demeurant sans réponses, ils se feront une opinion qui, souvent, sera pire que la connotation négative du bégayage. Livrés à leurs observations, nos interlocuteurs s'interrogeront sur nos qualités mentales et physiques. Ceci peut les amener à nous trouver ridicules, situation pénible pour les personnes bègues et qui renforce l'opinion négative qu'ils ont d'eux-mêmes.

La plupart des gens ne ridiculiseront pas les personnes dont le handicap est visible. Par exemple, lorsque vous voyez une personne en fauteuil roulant se battre pour ouvrir une porte, votre réflexe est de l'aider et non de vous moquer. Pourquoi ? Parce que vous voyez et **comprenez** sa difficulté et que vous désirez l'aider.

Vous ne vous demandez pas pourquoi elle peine à ouvrir la porte. C'est évident : elle est en fauteuil roulant et vous l'aidez en lui ouvrant la porte.

Réfléchissez un instant à ce que serait votre réaction face à la situation suivante. Un homme transporte des boites ; soudain, son corps se met à trembler et il les laisse tomber, brisant les verres qu'elles contenaient. Au bout d'une minute, ses tremblements cessent, il ramasse ses boites et quitte les lieux. Que penseriez-vous ? « Quel est son problème ? Peut-être est-il épileptique ou alors vraiment idiot.» Sans explication, votre curiosité est éveillée et vous ne savez quoi penser.

Supposons que notre homme, au lieu de quitter les lieux, vous ait dit : « On vient de me prescrire un nouveau médicament dont j'ignorais les effets secondaires. Pourriez-vous m'aider à m'asseoir et m'apporter un verre d'eau s'il-vous-plait ? » Vous n'êtes plus perplexe ni curieux ; vous comprenez ce qui s'est passé et désirez l'aider. Vous êtes redevenue cette personne courtoise et sensible, la même qui avait aidé la personne en fauteuil roulant en lui ouvrant la porte. En expliquant notre bégaiement, nous transformons notre interlocuteur intrigué et curieux en une personne sensible, gentille et ayant envie de nous aider. C'est l'**explication** qui fait toute la différence.

Une explication devrait comporter (1) un énoncé sur la nature du bégaiement, (2) ce que nous en savons et (3) ce que les autres peuvent faire pour nous aider. Voyons quelques exemples d'"explications" :

Laurent L. : « Je vis avec ce problème de bégaiement depuis mon enfance. A cause de cela, je suis souvent angoissé avant de parler, ce qui provoque une tension au niveau de mes cordes vocales et m'empêche d'émettre le moindre son. Comme il me faut un peu plus de temps pour dire ce que j'ai à dire, j'espère que vous comprendrez que j'ai besoin de parler plus lentement. »

Kim M. : « Cela me gêne énormément lorsque ma parole reste prisonnière de ma gorge. J'ai eu des échos de certaines recherches selon lesquelles les personnes bègues utiliseraient leur cerveau différemment lorsqu'elles parlent. Actuellement, j'essaie de m'aider en suivant une thérapie. Je sais que mon bégaiement peut vous mettre mal à l'aise mais rassurez-vous : je vais très bien. Si vous pouviez m'accorder une ou deux minutes de plus pour terminer, vous m'aideriez grandement. »

Richard P. : « Ah ! Pourriez-vous m'écouter un instant ? Mon bégaiement a apparemment pris le dessus. Je ferais mieux de *"me remettre en selle"* et de parler un peu moins vite ! »

Philémon V. : « Comme vous le constatez, il m'arrive de bégayer. Mon père bégaie aussi. Il semble que je veuille exprimer plusieurs idées en même temps et que je m'emmêle les pinceaux. C'est une sensation étrange et frustrante. Je dois me concentrer pour parler moins vite et plus facilement. Avertissez-moi si je recommence à vouloir parler trop vite. »

Ces exemples peuvent vraiment nous aider à expliquer notre bégaiement aux autres et à faciliter leur compréhension. Dans chaque explication, la personne reconnaît son problème et lui donne un nom ; certains l'appellent *bégaiement/bégayage* alors que d'autres le décrivent de manière plus générale comme un *problème de parole*. En les nommant, les bégayages perdent leur mystère. En les identifiant, on contribue à *définir* le problème et donc à préciser ce qu'il *n'est pas*. S'il **s'agit** d'un problème de parole alors ce **n'est pas** un trouble mental ou un comportement "bizarre". Et cela nous amène implicitement à assumer la responsabilité de notre bégaiement. C'est le début du passage d'un état de victime du bégaiement à celui d'un individu ayant la capacité et la volonté de changer ce bégayage, pour finalement minimiser ses effets sur notre parole.

Dans son explication, chaque personne donne aussi des informations factuelles sur sa parole, ce qui reflète une connaissance, une compréhension et une acceptation objectives du bégaiement. Ces explications suggèrent aussi à nos interlocuteurs la manière dont ils peuvent nous aider. La plupart d'entre eux, ignorant tout du bégaiement, ont le sentiment d'être maladroits car ils ne savent trop quoi faire. Et lorsqu'ils le découvrent, ils le font. C'est ainsi que nous transformons un critique potentiel en un allié majeur qui nous aidera à mieux maîtriser les effets des bégayages.

Mais la première personne qui mérite une explication sur son bégaiement, c'est **vous**. Bégayer, sentir que nous ne contrôlons plus rien sans même comprendre pourquoi constitue une expérience traumatisante. Sans explication, ces sentiments désagréables continueront à subsister. Une explication rationnelle contribue à faire cesser ces pensées négatives et cette peur qui exacerbent tant le bégaiement. Votre propre explication peut être un atout pour expliquer aux autres votre bégaiement d'une façon objective et digne, avec force détail et en profondeur. Et cela aura un impact plus important que vous ne le croyez tant sur vous-même que sur votre bégaiement.

Votre propre explication pourrait bien prendre la forme suivante : « Je bégaie souvent en parlant. Nous ne connaissons pas encore la cause du bégaiement mais je réagis aux situations qui me semblent stressantes en produisant une tension au niveau de mes cordes vocales. Avec les années, je suis devenu anxieux avant de parler. Et cette anxiété anticipatoire augmente la tension sur mon mécanisme vocal, ce qui accroît mes disfluences. Cette tension excessive empêche mes cordes vocales de vibrer normalement et je suis incapable de produire un son. Souvent, quand cela se produit, je me sens gêné et je détourne le regard de mon interlocuteur. Il m'arrive aussi de bouger la tête de haut en bas lorsque j'essaie de sortir un son. Mon bégaiement constitue pour moi une très grande source de frustration et d'embarras puisque je ne peux exprimer mes idées ; je me sens inférieur aux autres. »

« Je suis un individu normal ; toute autre personne réagirait à ce problème de la même manière que moi. En analysant mes bégayages, je prends conscience de ces choses que je fais afin de compenser. Hélas, plusieurs de mes réactions ne font que renforcer mon bégaiement. Je m'efforce donc d'en modifier certaines afin de mieux le maîtriser. Comme je bégaye depuis de nombreuses années, j'ai besoin de temps pour surmonter les émotions qui se sont développées. Je connais les situations qui me sont difficiles et j'ai appris à mieux les aborder, à mieux m'y préparer. J'entretiens des dialogues intérieurs plus positifs et je m'accepte avec mes défauts. En apprenant à m'accepter, je laisse les autres me voir tel que je suis et m'accepter comme une personne qui bégaie. »

De telles phrases traduisent une connaissance, une acceptation et une force plus profondes, lesquelles donnent une impression de dignité. Peut-être le diriez-vous autrement mais elles ont le mérite d'avoir une tonalité plus positive, rassurante et respectueuse de votre personne, ce qui vous permet de vivre en paix avec le bégaiement.

Conclusion. Le bégaiement a le don d'empoisonner presque tous les aspects de notre existence. Les émotions négatives qui en découlent limitent notre participation à certaines activités et nos interactions avec autrui, sans oublier l'influence qu'elles exercent sur notre propre perception de nous-mêmes. Nos imperfections nous importent plus qu'elles ne soucient les autres. La façon dont nous nous montrons aux autres, tout autant que notre auto-perception, influencent forcément leurs réactions. En nous confrontant à nos imperfections avec objectivité et en nous acceptant dans **toutes** nos dimensions, nous serons plus à même de nous comporter avec dignité. En traitant nos propres besoins de compréhension et d'acceptation de notre bégaiement, nous serons mieux capables d'amener les autres à nous comprendre et à nous accepter.

Chapitre 26

Votre vie est trop importante pour la passer à vous soucier de votre bégaiement

Kenneth O. St. Louis

Cher ami qui bégaie,

J'ai grandi dans un ranch, dans une vallée isolée du Nord-Ouest du Colorado et j'ai eu une enfance merveilleuse : je vivais à la campagne, j'allais à l'école dans une classe unique et je communiquais principalement avec mes cousins. Mais je bégayais. Ma famille m'avait dit que mon oncle, mort dans un accident de tracteur quand j'étais enfant, avait bégayé aussi. Mais c'est à peu près tout.

Apparemment, un spécialiste de la parole avait dit à mes parents d'ignorer mon bégaiement. Ma famille, mes proches et amis acceptaient mon bégaiement et j'étais tout simplement moi-même.

J'ai grandi sans bénéficier de l'aide d'un orthophoniste et ce n'est finalement qu'au lycée que j'ai recherché et suivi une thérapie officielle. Grâce à cette aide, je peux maintenant parler presque tout le temps sans appréhension et avec très peu de bégaiement. Comme cela aurait été plus facile si mes parents et moi avions eu accès à un livre comme celui-ci et aux autres ressources disponibles aujourd'hui !

Tu bégaies aussi. Cela te gêne sans doute sinon tu ne lirais pas ce livre. Il y a plus d'orthophonistes aujourd'hui donc tu as peut-être déjà bénéficié d'une thérapie. Ou peut-être pas. Je sais qu'il y a encore plein d'endroits où les soins orthophoniques ne sont pas accessibles ou méconnus. Dans beaucoup d'endroits dans le monde, ils n'existent même pas du tout. Ma première suggestion est donc de vérifier s'il n'y a pas dans ta région des associations ou groupes d'entraide pour les personnes bègues, qui se rencontrent régulièrement pour s'entraider. Si ce n'est pas le cas, songe à en créer un. Cela aide toujours de découvrir que l'on n'est pas seul.

Quoiqu'il en soit, tu es là, à la recherche d'aide et de conseils. Bien ! C'est le premier pas important : **« savoir où trouver des ressources »**. J'espère que tu trouveras un orthophoniste compétent, qui pourra t'aider mais il se peut que cela ne soit pas possible pour l'instant. Je voudrais donc te donner quelques suggestions et éléments de réflexions pour ton bégaiement.

Tu as fait le premier pas. Faisons maintenant le second. Je l'appelle **«faire le point»**. Tu vois, presque toutes les personnes bègues veulent être aidées mais chacun a des expériences, des attentes et des degrés de motivation différents. Réussir par toi-même à surmonter tes peurs bleues de parler, à apprendre à t'exprimer sans éviter les mots ou les situations ou à trouver des façons plus faciles de gérer tes blocages, demande du courage et beaucoup de travail. Ce n'est pas pour les cœurs sensibles. Es tu prêt à fournir ce travail ? Nous allons voir.

D'abord, raconte «l'histoire de ton bégaiement». Raconte-la dans la forme et l'ordre qui te vient à l'esprit. Ecris-la sous forme d'un journal ou enregistre-toi lorsque tu es seul. (La plupart des bègues ne bégaient pas beaucoup lorsqu'ils se parlent à eux-mêmes et cela peut être pour toi un bon moyen de te rendre compte en t'écoutant que tu peux réellement bien parler.) Lorsque tu as mené à bien cette tâche, pose-toi les questions suivantes et écris tes réponses : Quel a été l'impact du bégaiement sur ma vie ? Combien d'argent ou de temps serais-je prêt à dépenser pour améliorer ma parole ? Qui appuierait mes efforts ? Qui ne le ferait pas ? A quels autres défis dois-je faire face actuellement, en dehors du bégaiement ? Quelles sont les choses positives ? Quels conseils ou thérapies m'ont déjà aidé pour mon bégaiement ? Qu'est-ce qui n'a pas marché ? Si cela n'a pas marché, dans quelle mesure était-ce dû aux conseils ou à la méthode et dans quelle mesure était-ce de ma faute ? Quelles sont mes perspectives futures pour trouver une thérapie ? Est-ce que j'ai la volonté de m'attaquer au problème complexe du bégaiement même si je n'ai pas la garantie d'être complètement fluent ?

Si tu as répondu «non» à la dernière question, ce n'est pas un signe de faiblesse ou d'échec. Je suis sûr que tu as de bonnes raisons. Cela peut simplement signifier que tu n'es pas sûr d'y arriver seul et que tu préfères plutôt chercher l'aide d'un orthophoniste compétent, spécialisé dans le bégaiement. Cela peut aussi vouloir dire que ton bégaiement n'est pas une gêne suffisamment importante et que cela ne vaut pas la peine de consacrer du temps et de travailler durement pour améliorer ton élocution. Cela peut également signifier que ta vie est juste suffisamment compliquée en ce moment.

Si tu as répondu «oui», passons à l'étape suivante, **«alléger ton fardeau.»** Ecris tout ce que tu fais ou évites de faire à cause de ton bégaiement ou lorsque tu bégaies. Tâche de t'en tenir à ce que tu FAIS effectivement et, pour cette tâche, ne t'occupe pas de tes attitudes ou sentiments. Ta liste doit inclure des choses comme : «Je répète le premier son d'un mot difficile au moins 5 fois»; «Je ne regarde pas la personne à qui je parle»; «J'évite de répondre au téléphone»; «Souvent j'ouvre la bouche et je suis incapable de sortir un son»; «Je cligne des yeux quand je bégaie.» Elle ne doit pas inclure des sentiments comme : «Parler devant un groupe me terrifie»; «Je déteste les gens qui sourient ou rigolent quand je parle»; ou «Je suis frustré par mon bégaiement».

Le but de cette étape est de commencer à voir ton bégaiement sous un autre éclairage : non pas comme une chose qui doit être redoutée ou évitée, mais comme une chose qui fait partie de toi et ne doit pas

> Vois ton bégaiement sous un autre éclairage.

t'empêcher (1) de parler à qui tu veux (2) quand tu veux (3) de ce que tu veux. Comment diantre peux-tu faire cela ? Il existe beaucoup de façons de le faire, mais laisse-moi te suggérer quelques techniques. La première est de regarder tes interlocuteurs dans les yeux lorsque tu parles et de noter mentalement ce qu'ils font vraiment. La plupart des interlocuteurs sont décontenancés et ne savent pas comment réagir. Etonnamment, les regarder dans les yeux les mettra à l'aise.

La technique suivante peut paraître étrange et effrayante. Commence à bégayer délibérément (ou fais semblant) en situation réelle. Tu n'as pas besoin de bégayer sévèrement. Sur des mots faciles, essaie de répéter les premiers sons ou syllabes trois ou quatre fois, ou prolonge (étire) certains sons pendant environ deux secondes. Comparé au reste de ton bégaiement, ceux-ci seront à peine remarquables par les gens qui t'écoutent. Par exemple, tu peux dire à quelqu'un : "Peu-peu-peu-pa-pa-euh-pardon (réel), pou-pou-pou-vez-vous (réel) me-me-me-me (simulé) dire l'heure ?" Libère-toi une journée et fais-en 10 ou 20 comme cela. Pourquoi faire exprès de bégayer ? Parce que, comme tu le découvriras certainement après avoir fait plusieurs fois semblant de bégayer, le bégaiement paraît moins "hors de contrôle". En effet, bien que tu reconnaisses que tu bégaies habituellement, tu commences toujours à parler en espérant que tu ne bégaieras pas. Cette fois, tu sais que tu vas bégayer (réellement ou de manière simulée) et ça fait toute la différence. Tout d'un coup – et peut-être pour la première fois de ta vie – tu te comportes d'une façon qui est en accord avec ce que tu es. Tu es un bègue et tu bégaies. C'est aussi simple que ça. C'est comme la déclaration de Popeye : "Je suis ce que je suis." Pratique le bégaiement volontaire durant plusieurs jours juste qu'à ce que tu arrives à le faire facilement. Essaie de le faire à la fin d'un vrai bégaiement plutôt que de céder à la tentation de te dépêcher de poursuivre après cet arrêt imprévu. Répète ou prolonge plus. Tu n'as pas besoin d'y prendre du plaisir mais tu peux décrocher le singe du bégaiement de ton dos pour qu'au moins ce soit toi qui prennes l'initiative – plutôt que de laisser le singe te dire où aller et quoi dire.

Choisis quelques situations où tu dois adresser la parole à des étrangers et commence par leur dire que tu bégayes. Tu risques d'être surpris. Même le moins intéressé des interlocuteurs va soudain dresser l'oreille et vouloir en savoir plus. Et en plus d'être extrêmement intéressés par tout ce que tu vas dire, ils vont être à la fois compatissants et impressionnés par ton courage et ta franchise. Tu ressentiras sûrement moins le besoin d'éviter et de lutter. Après tout, ils savant déjà que tu bégaies. Tu le leur as dit.

Fais des choses que, typiquement, tu évites, comme laisser un message sur un répondeur. Va de l'avant et bégaie, et ensuite accorde-toi une récompense pour l'avoir fait en allant te promener dans un parc ou en mangeant quelque chose que tu aimes.

Si tu as réussi à "alléger le fardeau", tu parles maintenant davantage, cela te plaît et tu réalises que tu as vraiment des choses à dire. Tu découvres sans doute aussi que le bégaiement n'est pas un problème aussi énorme que tu le pensais. Peut-être penses-tu maintenant sérieusement à ces études, à ce boulot ou à cette carrière que tu n'avais jamais osé envisager. Peut-être tisses-tu de nouvelles et passionnantes relations avec les autres.

Mais tu bégaies sans doute encore, et même parfois sévèrement. Si tu es comme moi, tu peux vouloir être plus fluide pas seulement pour te sentir bien lorsque tu parles, mais aussi pour devenir un communiquant plus efficace. Si c'est le cas, tu es prêt pour la dernière étape, **«changer la manière dont tu bégaies»**. A ce stade, je ne sais pas jusqu'où tu peux aller par toi-même. Tu peux avoir besoin de consulter un orthophoniste pour t'aider à transformer la manière dont tu bégaies en une forme qui te satisfait. Mais laisse-moi te suggérer quelques stratégies qui peuvent t'aider à devenir plus fluide.

Tu as probablement remarqué que tu n'utilises plus autant qu'avant tes vieux trucs comme les clignements d'yeux, les mouvements de tête, les halètements ou ces «euh» dont tu te servais pour démarrer. Mais il est probable que certains demeurent, particulièrement quand tu es dans un bégaiement sévère. Essaie d'éliminer ces trucs inutiles. Parle en regardant dans un miroir ce que tu fais. Parle et lis en t'enregistrant et écoute ensuite la cassette. Ecris tous les trucs que tu vois ou entends. Ensuite essaie de parler sans eux mais n'essaie pas de ne pas bégayer ! C'est très important et cela mérite d'être répété. **N'essaie pas de ne pas bégayer !** Essayer de ne pas bégayer est ce qui t'a poussé au départ à recourir à ces trucs. Va de l'avant et bégaie mais **essaie de parler d'une nouvelle façon**.

Si tu as été capable de réduire le recours à ces trucs, tu peux alors décider de poursuivre et de changer la façon dont tu bégayes effectivement. Cela aussi se fait mieux dans le cadre d'une thérapie mais laisse-moi te suggérer quelques pistes. Essaie de bégayer avec moins de tension. Tu peux peut-être ne pas arriver à ne plus bégayer mais tu peux probablement changer la manière dont tu bégaies. Essaie d'utiliser des répétitions détendues, lentes et régulières – et non rapides et irrégulières. Ou essaie d'utiliser des prolongations douces et non forcées. Pense : « Lent, doux et tranquille ». Dans les deux cas, il est très important de ne pas retenir ta respiration ou de ne pas avoir de blocages silencieux. Si cela arrive, prends un peu d'air et laisse sortir ta voix avant d'essayer de modifier ton bégaiement, même si cela peut sembler étrange. Tu ne peux pas modifier le bégaiement lorsque tu le retiens. Essaie de penser au-delà de la syllabe ou du son sur lequel tu es coincé. Pense au mot ou à la phrase en entier et continue d'avancer dans la séquence en te concentrant sur la douceur, la tranquillité et la relaxation – même pendant le bégaiement. Si tu te sens ébranlé par un blocage, fais une pause, reviens en arrière et essaie de nouveau. Cela va certainement interrompre la communication mais montrera clairement à ton interlocuteur que tu **travailles** sur ta parole et que **tu** gardes le contrôle.

Si tu utilises avec succès ces stratégies, que certains orthophonistes désignent comme des techniques pour «bégayer plus facilement», tu vas sans doute découvrir que tu peux réduire tes bégaiements ou les simplifier à un point tel qu'ils retardent à peine ta communication.

Tu vas peut-être découvrir que tu ne bégaies plus autant qu'auparavant, en partie parce que tu ne t'en soucies plus, mais aussi parce que tu as découvert que lorsque tu y penses et surveilles ta parole, le bégaiement se manifeste de moins en moins. C'est comme si tu avais appris à utiliser ta respiration, ta voix et ton articulation comme tu le ferais si tu ne bégayais pas.

Au final, si tu as franchi avec succès ces étapes, prévois de travailler sur ta parole un petit peu chaque semaine durant plusieurs années. Les vieilles habitudes ont la vie dure. Bégaie exprès de temps en temps et pratique le bégaiement ouvertement et tranquillement.

Et par-dessus tout, vis ta vie malgré ton bégaiement !

Chapitre 27

Kit de réparation pour les bègues

Harold B. Starbuck

Chère Madame ou Cher Monsieur,

En réponse à votre lettre de réclamation sur notre « kit de réparation » pour les personnes bègues, je m'excuse de ne pas y avoir joint les instructions. Néanmoins, le kit devait normalement être vide ! Vous n'avez pas besoin de gadgets pour corriger votre bégaiement. Vous avez déjà les outils et tout l'équipement nécessaires. Tant que vous avez votre corps au complet y compris les parties qui bougent, vous êtes prêt à démarrer. N'oubliez jamais que même si vous êtes allé chez l'expert le plus savant du pays, la correction du bégaiement reste un projet qui n'implique que vous. Le bégaiement est votre problème. Vous bégayez d'une manière qui vous est propre et unique. L'expert peut vous dire quoi faire et comment le faire mais vous êtes celui qui doit le faire. Vous êtes la seule personne sur Terre à pouvoir corriger votre bégaiement. Voici les instructions :

En premier lieu, vous devez devenir un bègue honnête. Je veux dire par là que vous devez arrêter d'essayer d'être fluide. Vous devez arrêter de

_____

Devenez un bègue honnête.

_____

vous battre avec vos mots redoutés. Allez de l'avant et bégayez dessus. Laissez votre bégaiement sortir au grand jour. Foncez tête la première dans le blocage et laissez le suivre son cours. Commencez par bégayer tout haut pour vous-même. Bégayez sur chaque mot que vous dites. Bégayez deux ou trois fois sur chaque mot. Prenez-en l'habitude et remarquez que, lorsque vous bégayez librement, vous pouvez éliminer tous ces évitements et essais de prise de parole que vous faites à contre coeur. Entraînez-vous sur votre famille et vos amis. Ils ne vous en voudront pas et cela constituera une bonne assise pour vous. C'est un pas difficile à franchir, mais faites le dans chaque situation de parole jusqu'à ce que vous bégayiez librement. N'essayez pas de parler de manière fluide, sans bégaiement.

Maintenant que vous êtes capable de bégayer ouvertement et sans crainte ou honte, vous pouvez commencer à répondre à la question « Comment je bégaie ? » Vous devez examiner et analyser l'acte de parler pour voir quelles erreurs vous faites. Vous devez sûrement en faire quelque part sinon vous parleriez de manière fluide. Qu'est ce que vous faites de travers qui fait que votre parole sort en bégaiement ? La parole n'est après tout qu'un courant d'air que nous inhalons, inversons et poussons hors de nos bouches en même temps que nous le façonnons et le transformons en sons parlés. Il faut réaliser que vous ne pouvez pas produire de parole sans sortir l'air de votre bouche. Observez votre respiration quand vous parlez. Est-ce que vous inspirez suffisamment d'air ? Lorsqu'il est entré et que vous êtes prêt à parler, est-ce que vous repartez doucement dans l'autre sens et commencez à sortir un flux d'air ou est-ce que vous le retenez dans vos poumons ? Est-ce que vous le bloquez dans votre gorge au niveau de vos cordes vocales (cela survient souvent lors des blocages sur des voyelles) ? Est-ce que vous plaquez votre langue au fond de votre bouche et la maintenez bloquée à cet endroit, comme sur les K et les Gue ? Est-ce que le bout de votre langue est coincé sur votre gencive, empêchant l'air de passer, comme sur les T et les D ? Est-ce que vous avez pressé vos lèvres de sorte qu'aucun air ne puisse passer sur les P et les B ? Sans flux d'air, pas de parole. L'air est bloqué lorsque nous exerçons des contacts trop forts entre deux parties de notre mécanisme phonatoire. Maintenant étudiez-vous d'un peu plus près. Examinez les mouvements musculaires, les efforts et les pressions que vous exercez pour produire ces contacts durs. Observez les tensions et pressions musculaires. Est-il étonnant que vous bégayiez ? La parole est un acte de mouvement presque continu et quand vous stoppez ce mouvement vous êtes dans une position de bégaiement. Pour dire n'importe quel son, vous devez vous mettre en position de dire ce son, vous mouvoir à travers lui, et ensuite vous en extraire afin de vous mettre en position pour le prochain son. Trouvez ce que sont et où sont vos blocages et arrêts et quelle tension musculaire en est la cause.

Y a-t-il une solution ? Il y en a une pour chaque problème ! Ce que vous devez faire maintenant, c'est corriger chaque problème ou erreur que vous avez analysé. Nous appelons cela le *Procédé de Correction Post-blocage*. Voici comment cela fonctionne :

Bégayez sur un mot. Quand le mot est terminé, arrêtez vous complètement et, pendant que les tensions et pressions sont encore fraîches, analysez toutes les erreurs que vous avez faites Maintenant, élaborez une correction pour chaque erreur. Par exemple, supposons que l'air était bloqué dans votre gorge sur une voyelle. La correction consiste à ouvrir la gorge. Vous allez devoir vous concentrer sur la zone de votre gorge pour qu'aucune action musculaire ne coince les cordes vocales. Concentrez-vous pour les laisser ouvertes comme elles l'étaient lorsque vous avez inspiré. Inversez le flux d'air lentement, débutez le son et dites le.

Supposons que les muscles de vos lèvres les ont pressées si fortement qu'aucun flux d'air ne peut passer. La correction consisterait en un contact léger ou, mieux, en l'absence de contact entre vos lèvres. Concentrez-vous sur le contrôle des muscles de vos lèvres de manière à ce que celles-ci se touchent simplement, ou à peine, et que l'air puisse passer entre elles. Un point important ici est le mouvement de sortie du son, vous devez donc contrôler les muscles des lèvres dans le mouvement qu'elles font aussi bien pour sortir que pour entrer dans le son. Le flux d'air doit être coordonné avec le mouvement de la lèvre pour que le son soit produit quand les lèvres le forment.

Elaborez une correction pour chaque erreur comme dans les exemples ci-dessus. Lorsque vous avez trouvé toutes les corrections nécessaires, vous êtes prêt à essayer de nouveau le mot. Au début, exagérez vos corrections lorsque vous le prononcez en prêtant plus d'attention au ressenti du mot qu'à la manière dont il sonne. Les sons peuvent au début être légèrement distordus et prolongés. C'est bien. La prolongation est le résultat de mouvements musculaires lents et précautionneux lorsque vous entrez dans les mots, lorsque vous les traversez et lorsque vous en sortez. La distorsion est le résultat de contacts légers et relâchés. Sentez comme le flux d'air est contrôlé ; sentez les mouvements contrôlés de vos muscles pendant que vous glissez sans interruption à travers les mots.

Travaillez bien le Procédé de Correction Post-blocage. C'est là que la correction de la parole se met en place. Ne répétez pas juste les mots de manière fluide après avoir bégayé. Dites les précautionneusement, en vous concentrant sur vos sensations musculaires lorsque vous coordonnez votre flux d'air avec la formation des sons. Concentrez-vous sur les sensations de mouvement et de fluidité.

A l'étape précédente, nous avons travaillé sur le bégaiement une fois qu'il est survenu. Maintenant, nous allons aller un peu plus loin et travailler sur lui au moment où il survient. Pour cela, vous devez encore bégayer. Pendant que vous bégayez (ce qui signifie que vous devez laisser le blocage durer plus longtemps que la moyenne), vous devez analyser ce qui ne se passe pas correctement. Quand les erreurs sont analysées, vous pouvez commencer à effectuer des corrections telles que stopper un tremblement, relâcher un contact, et vous débarrasser des tensions jusqu'à ce que vous produisiez le son bégayé d'une manière stable et correcte. Ensuite, vous pouvez initier le mouvement de sortie du son et compléter le mot. Nous appelons cette étape le *Procédé de Correction du Blocage*. Vous appliquez la même procédure que celle utilisée pour les corrections post-blocages mais maintenant vous devriez être capable de le faire pendant que vous bégayez. A partir de maintenant, vous devriez pouvoir reconnaître vos erreurs presque instantanément et savoir quelles corrections doivent être faites. Effectuez-les, sortez doucement du son et complétez le mot. Pratiquez cela sur chaque mot que vous dites. Bégayez exprès, prenez le contrôle et dites le mot.

Vous avez vu les procédés de correction de blocages et post-blocages. Travaillons maintenant encore plus en amont du bégaiement. Travaillons dessus avant même qu'il survienne. C'est le *Procédé de Correction Pré-blocage.* Quand vous arrivez sur un mot où vous allez bégayer, ne le faites pas ! Arrêtez-vous juste avant de commencer ce mot. Analysez comment vous auriez bégayé dessus si vous aviez dit ce mot. Trouvez les corrections appropriées et appliquez-les, en disant le mot comme vous l'auriez fait dans une correction post-blocage. Sentez là aussi le mouvement et la fluidité. Avec très peu d'entraînement, vous pouvez éliminer le temps de pause et vous préparer à l'approche de n'importe quel mot redouté. Tirez parti de votre anticipation, appréhension et crainte du bégaiement. Un excellent moyen de travailler sur ce procédé est de choisir n'importe quel mot, redouté ou non, de trouver comment vous auriez normalement bégayé dessus, d'élaborer ensuite les corrections et de les appliquer quand vous arrivez sur le mot.

Vous utilisez maintenant la *Parole Prédéterminée*. Vous déterminez à l'avance quels mouvements vous devez faire et comment, afin de sortir les sons et les mots de manière fluide. Vous devriez parler de manière fluente maintenant mais ne tombez pas dans le piège de penser que vous êtes un locuteur normal. Pour vous, la parole normale est la parole bégayée. Soyez fier de votre parole anormale, prédéterminée et fluente. Utilisez-la. Gardez vos capacités à contrôler les mouvements musculaires qui créent la parole. Vous devez éliminer vos erreurs avant ou quand elles arrivent. Une fois que votre parole a franchi vos lèvres, vous ne pouvez pas la rappeler et la corriger. Vous devez surveiller votre parole quand vous la produisez. Surveillez votre flux d'air, vos mouvements musculaires quand vous formez les sons et vos mouvements à travers et à la sortie des sons. Sentez votre fluence et ne vous souciez pas du son. Il se mettra en place de lui-même si vous faites attention au mécanisme qui le produit.

Maintenant vous savez pourquoi le kit était vide !

Chapitre 28

Faisons le point[7]

Charles Van Riper

Voyons voir. Vous avez lu toutes ces suggestions mais ressentez probablement une impression de confusion, d'impuissance et même de déception. Vous vous attendiez peut-être à ce qu'un de ces experts du bégaiement ait trouvé une cure rapide, facile et magique pour votre douloureux problème. Mais il n'existe aucune panacée au bégaiement; on vous dit aussi que, pour vous libérer de vos problèmes, il vous faudra gagner cette libération en instaurant de véritables changements dans vos réactions face à votre bégaiement, à vos interlocuteurs et même envers vous-même.

Comme le dit le Dr. Emerick : « La première chose à faire est d'admettre qu'il vous faut changer, que vous désirez vraiment entreprendre quelque chose pour votre parole. » Vous êtes probablement disposé à l'admettre mais vous exprimez des réserves à faire ce que le Dr. Boehmler appelle "le dur labeur de thérapie." Quelques-unes des procédures suggérées semblent excéder le courage et les capacités que vous avez en ce moment. Le résultat vaut-il tout ce travail ?

---

[7]   Ce chapitre était le dernier dans le livre original, *To the Stutterer.* Il ne résume donc pas les chapitres ajoutés en 1998.

Tous ces auteurs répondent à cette question avec un oui retentissant. Je les connais : ils parlent bien et ont une vie normale. Tous ont pourtant été des bègues sévères. Pour y être passés, tous sont parfaitement conscients de vos doutes et de la difficulté de l'auto-thérapie. Mais tous, d'une seule voix, affirment que vous n'avez pas à souffrir comme vous le faites actuellement, que vous pouvez changer, tout comme ils l'ont eux-mêmes fait et que vous pouvez devenir suffisamment fluent et vivre enfin une vie normale. Probable que vous ayez déjà eu une thérapie quelconque, sans résultat; vous pensez donc que rien ne peut améliorer votre sort. Si c'est votre cas, relisez ce qu'a dit le Dr. Freund au sujet de la réussite de son auto-thérapie après avoir été, sans succès, traité par les plus grands experts européens. Vous croyez être trop vieux pour une telle entreprise ? Relisez ce que le Dr. Sheehan dit au sujet de ce chef d'orchestre à la retraite de 78 ans. Peut-être croyez-vous ne pas pouvoir y arriver sans l'aide de quelqu'un; pourtant, plusieurs des auteurs sont d'accord avec le Dr. Starbuck lorsqu'il affirme que « la correction du bégaiement reste un projet qui n'implique que vous. Le bégaiement est votre problème. L'expert peut vous dire quoi faire et comment le faire mais vous êtes celui qui doit le faire. Vous êtes la seule personne sur Terre à pouvoir corriger votre bégaiement. » Bien que la plupart des auteurs souhaiteraient que vous ayez accès à une aide professionnelle, aucun ne croit impossible d'atteindre le rétablissement sans une telle aide. Comme le dit le Professeur Czuchna : « Trouvez de l'aide si vous le pouvez; sinon, faites-le vous-même. Vous le pouvez ! » Ces spécialistes ne s'exprimeraient certainement pas ainsi s'ils n'étaient pas convaincus que vous pouvez faire beaucoup pour résoudre vos difficultés. Et puis il ne s'agit pas d'avis ou de fausses certitudes exprimées par des personnes n'ayant jamais bégayé. C'est l'opinion provenant de personnes ayant connu votre désespoir et votre manque de confiance, de personnes bègues ayant réussi à composer avec ces mêmes problèmes qui vous ébranlent présentement.

Mais, en même temps, par souci d'honnêteté, ils sont réalistes. Ils laissent peu d'espoir pour ce dont vous rêvez depuis si longtemps – la guérison complète. Tous insistent ou vous font comprendre qu'il est possible d'apprendre à vivre avec votre bégaiement et de devenir quand même plutôt fluent. Cela peut sembler difficile à croire – tout comme ce le fut pour eux. J'ai travaillé avec une multitude de personnes qui bégayaient, aidant la plupart d'entre elles à surmonter leur handicap mais, chez les adultes, seuls quelques uns se sont totalement libérés de toute trace de bégaiement, dans toutes les circonstances et tout le temps. Comme le fait si bien remarquer le psychologue Joseph Sheehan : « Ne perds pas ton temps à te frustrer inutilement en essayant de parler avec une parfaite fluence. Si tu es entré dans la vie adulte en bégayant, il y a fort à parier, qu'en un certain sens, tu demeureras toujours bègue. Mais rien ne te force à être le bègue que tu es – tu peux être une personne qui bégaie légèrement, avec très peu de handicap. » Et plusieurs auteurs disent sensiblement la même chose. Le Dr. Neely dit : « Mon expérience personnelle est que rien ne « guérit » un adulte bègue, mais qu'on peut efficacement gérer le bégaiement pour qu'il cesse d'être un problème significatif dans sa vie. » Le Dr. Murray écrit avoir connu plusieurs adultes qui bégayaient et qui ont atteint un degré enviable de rétablissement, mais qu'aucun d'entre eux ne prétendait être totalement fluent tout le temps. À travers les pages de ce livre, vous avez lu plusieurs suggestions pour modifier votre bégaiement, pour apprendre à bégayer de manières qui vous permettront d'être raisonnablement fluent, vous libérant ainsi de tout trouble émotionnel et de tout handicap social. Si ces auteurs ont un message commun à vous transmettre, c'est bien celui-ci : vous pouvez modifier vos réactions exagérées à la peur ou à votre expérience de bégaiement; et lorsque vous y arriverez, la plupart de vos difficultés à communiquer s'évanouiront. Est-ce mauvais ? Est-ce que ce n'est pas suffisant ? Comme le dit le Dr. Emerick, nous ne pouvons peut-être pas vous promettre un chemin semé de pétales de roses mais nous pouvons vous suggérer des moyens pour avoir une bien meilleure vie communicative que celle que vous avez présentement, parsemée de craintes et de frustrations.

Vous dites ne pas savoir où ni comment commencer ? Une relecture de ce livre vous permettra de constater que, d'un auteur à l'autre, on vous dit que la première chose à faire consiste à étudier votre bégaiement et les émotions qui y sont associées. En cela, l'entente est unanime. Tel que l'a suggéré Madame Rainey, orthophoniste en milieu scolaire, au jeune homme qu'elle interviewait, prenez un miroir et, si possible, un magnétophone, puis commencez à observer comment vous bégayez en faisant par exemple un appel téléphonique alors que vous êtes seul, de manière à découvrir l'ampleur de vos évitements et de votre lutte, tous superflus puisqu'ils ne font qu'empirer vos difficultés. Les Drs. Dean Williams et Dave Williams vous proposent une série de questions pertinentes à vous poser lors de vos observations. D'autres auteurs suggèrent d'autres moyens d'étudier votre bégaiement et vos émotions mais tous sont d'accord pour dire qu'il s'agit de la toute première chose à faire.

Nous savons tous que se confronter à soi-même est loin d'être agréable; mais nous savons aussi qu'en observant et en analysant ce que vous faites et ressentez lorsque vous bégayez ou que vous anticipez le bégaiement, vous découvrirez ce qu'il vous faudra corriger. Et vous voudrez le faire ! Et puis, n'est-il pas temps de cesser de prétendre être un locuteur fluide ? N'est-il pas temps pour vous, comme le dit le Dr. Starbuck, « de devenir un bègue honnête », de prendre en main votre problème, du moins de le considérer avec plus d'objectivité ?

Pour ce faire, il vous faut accepter une autre suggestion que ces auteurs vous font presqu'à l'unanimité : parler plus et éviter moins. Il est grand temps que vous abandonniez ce que Madame Rainey désigne comme votre "camouflage. " Nous savons que cela aussi sera difficile mais vous constaterez que les auteurs affirment tous avoir dû, avant de commencer à progresser, combattre ce besoin maladif de cacher leur bégaiement. Ils vous disent, comme le suggère le Dr. Moses, de laisser sortir au grand jour votre bégaiement, de le laisser être vu et entendu plutôt que de le cacher comme s'il s'agissait d'une chose sale et honteuse, au lieu d'un problème que vous vous efforcez de résoudre. Comment savoir ce qu'il vous faudra changer si vous refusez de l'observer ? N'en avez-vous pas assez de ce jeu de cache-cache et de fuite ? Bien que les auteurs vous proposent différentes pistes pour réduire cet évitement, vous devriez être impressionné par le fait que tous s'entendent à dire qu'il vous faut admettre, afficher et affronter votre bégaiement ouvertement et objectivement.

Presque tous ces auteurs s'entendent sur un autre point. Il s'agit d'apprendre à bégayer avec plus de facilité que vous ne le faites présentement; lorsque vous maîtriserez cela, vous pourrez parler avec fluence, même si, occasionnellement, vous continuerez à bégayer. Comme le dit le Dr. Sheehan : « Oui, tu peux t'en sortir. » Cette idée – à savoir qu'il est superflu de forcer lorsque vous bloquez et qu'il existe de meilleures façons de vivre cette expérience – peut vous sembler étrange; mais si ce livre recèle un quelconque secret pour réussir une auto-thérapie, c'est bien celui-là. Ces auteurs le disent chacun à leur manière. Pour le Dr. Emerick il s'agit de se débarrasser de l'excédent de bagage, de cette respiration haletante, de ces grimaces et autres mouvements superflus. Dans le récit de sa propre auto-thérapie, le Dr. Grégory nous explique avoir essayé différentes manières de bégayer avant de vaincre sa peur du bégaiement. D'autres auteurs vous disent d'apprendre à bégayer lentement et plus facilement. Ce qu'ils tentent tous de vous dire, c'est qu'il est possible de bégayer d'une manière qui nuira très peu à votre fluence. En fait, le Dr. Murray suggère qu'en étudiant votre bégaiement, vous constaterez que vous avez déjà ces moments de bégaiement léger, facile et qu'en sachant les identifier, ils pourront devenir des buts à atteindre. En relisant son article, vous le verrez dire : « En réduisant les autres moments de bégaiement à des proportions similaires, la plupart de vos difficultés majeures disparaîtront. » et que « Ceci nous permet de réaliser qu'il existe d'innombrables façons de bégayer. En effet, bien que vous n'ayez pas le choix de bégayer ou non, vous pouvez en revanche choisir la façon dont vous bégayez.» À l'unisson avec d'autres auteurs, le Dr. Agnello vous encourage à essayer diverses façons de bégayer et à ne pas rester "attaché" à vos anciennes habitudes de bégaiement. Et moi, aujourd'hui âgé de 67 ans, je suis d'accord. Pendant des années, j'ai vainement tenté d'éviter de bégayer, aggravant ainsi mon cas. La fluence m'est venue lorsque j'ai constaté qu'il était possible de bégayer facilement et sans lutte. Cette renaissance s'est effectuée à l'âge de 30 ans et j'ai vécu une vie magnifique depuis. Quel âge avez-vous ?

Nous vous suggérons de relire ce livre, cette fois en ayant en tête l'élaboration de votre propre auto-thérapie. Votre bégaiement ne disparaîtra pas. Il n'existe pas de cure miracle. Vous ne vous réveillerez pas un matin en parlant avec fluence. Vous savez au fond de vous qu'il y a du travail et que vous devez le faire. Ce livre regorge de suggestions et de pistes. Votre travail consiste à identifier et à organiser celles qui sont adaptées à votre situation, à concevoir un plan d'auto-thérapie qui répondra à vos besoins et à commencer à modifier ce qui doit l'être. Pourquoi vivre le reste de votre vie dans la détresse ?

Annexe A

Initialement, nous avions prévu d'essayer de fournir une liste de noms, d'adresses et de contacts des nombreuses ressources disponibles. Il est vite apparu que cela serait une tâche impossible parce qu'il y a en a vraiment beaucoup. Et même si nous avions pu donner une telle liste, elle serait vite devenue obsolète, ne serait-ce que pour les adresses et numéros de téléphone. Nous avons donc limité notre liste à quelques sources d'information. Chacune peut servir de lien vers d'autres ressources. Vous y trouverez des liens vers des dizaines de ressources et groupes d'entraide régionaux, nationaux et internationaux, ainsi que vers des sites Internet et listes de discussion.

AUX ETATS-UNIS

The Stuttering Foundation of America
P.O. Box 11 749
Memphis, Tennessee 38 111-0749
e-mail : info@stutteringhelp.org
www.stutteringhelp.org

The Stuttering Foundation propose de nombreuses ressources sur la prévention, la prise en charge précoce et la thérapie du bégaiement ainsi que les dernières informations sur la recherche autour du bégaiement :
- vingt-huit livres, dix-neuf brochures, trente-sept vidéos et DVD et une lettre d'information trimestrielle sur le bégaiement;
- une liste d'orthophonistes du monde entier spécialisés dans le bégaiement;
- de l'information sur des groupes d'entraide aux Etats-Unis, au Canada et dans le monde entier;

Elle organise aussi chaque année plusieurs ateliers pour les spécialistes du bégaiement.

Sur leur site Internet, vous trouverez de l'information sur les publications (certaines disponibles en téléchargement) et les services proposés par la Fondation, des liens vers d'autres sites traitant du bégaiement, et des renseignements pour accéder à des listes de diffusion dédiées au bégaiement. Vous pourrez aussi y lire des histoires, des études de cas et des articles rédigés par des personnes bègues et par des professionnels. Il existe également une section dédiée aux ressources de la Fondation traduites dans d'autres langues, dont le français.

The Stuttering Home Page :
www.stutteringhomepage.com
(Judy Kuster, Web Weaver)

Ce site propose des liens vers d'autres sites consacrés au bégaiement, aussi bien que des informations pour accéder à des listes de diffusion. Vous y trouverez aussi de l'information sur de nombreux sujets comme la prévention, la prise en charge précoce et la thérapie du bégaiement et aussi sur les associations pour personnes bègues. Un catalogue en ligne référence des livres, essais et études de cas sur le bégaiement. Il y a aussi des sections très intéressantes sur le bégaiement chez l'enfant (« Just for Kids ») et chez l'adolescent (« Just for Teens »).

EN FRANCE, EN SUISSE ET EN BELGIQUE :

L'Association Parole-Bégaiement est composée d'orthophonistes et de personnes qui bégaient. Elle pourra vous communiquer des informations utiles et vous orienter vers des orthophonistes de votre région spécialisés dans le bégaiement.

En France :

Association Parole-Bégaiement
BP 200 11 - 92 340 Bourg la Reine
N° Azur (prix appel local) 0810 800 470
Email : contact@begaiement.org
Site : www.begaiement.org

En Suisse :
Association Parole Bégaiement
Case postale 139
1401 Yverdon les bains
Site : www.begaiement.org

En Belgique :
APB Belgique asbl
Chemin de la Source 29 - 1330 RIXENSART
Site : www.begayer.be

Les blogs en français sur Internet :

Goodbye Bégaiement ! le blog de Laurent, le co-traducteur de ce livre, qui a également traduit et édité « Des fois, je bégaie », un livre à l'attention des enfants de 7 à 12 ans. Sur son blog, vous trouverez des informations, des conseils et des ouvrages en téléchargement pour les adultes et parents d'enfants qui bégaient... et toux ceux qui s'intéressent au bégaiement !
www.goodbye-begaiement.fr

Je bégaie ! le blog de Bérenger, qui partage dans ses vidéos son expérience et ses conseils pour surmonter son bégaiement. http://www.jebegaie.com/

Un Olivier sur un Iceberg, le blog d'Olivier qui vous informe des dernières découvertes scientifiques sur le bégaiement.
http://infosbegaiement.blogspot.com/

AU CANADA :

Association des Bègues du Canada
L'ABC est un groupe d'entraide au service des personnes qui bégaient et des personnes intéressées par le bégaiement.
http://www.abcbegaiement.com/

Association des Jeunes Bègues du Québec
Association d'information et d'entraide pour les jeunes bègues et leurs parents.
http://www.ajbq.qc.ca/fr/

Richard Parent
Richard est le co-traducteur de « Conseils pour ceux qui bégaient ».

Ce québécois a commencé à s'intéresser au bégaiement en rejoignant un groupe d'entraide à Montréal, vers la fin des années 1980. C'est à cette époque qu'il a commencé à se documenter et à traduire des articles sur le bégaiement provenant de diverses sources. Il a également été membre d'un club Toastmasters pendant 4 ans et c'est là qu'il a connu finalement une amélioration très sensible de sa parole. Ces clubs de développement de l'art oratoire sont fréquemment cités par des personnes ayant réussi à surmonter leur bégaiement.

Richard a déjà traduit deux ouvrages de référence :
- *Une auto-thérapie pour personnes qui bégaient* de Malcolm Fraser (disponible gratuitement à la demande auprès de richardparent@videotron.ca).
- *Redéfinir le bégaiement (Redefining Stuttering)* de John Harrison, un ouvrage colossal de 718 pages présentant les théories et conseils de John Harrison et les témoignages de personnes ayant surmonté leur bégaiement. Il est disponible gratuitement sur http://www.mnsu.edu/comdis/kuster/Infostuttering/Harrison/redefiniriebegaimernt.pdf

Dépôt légal 4ème trimestre 2013

ISBN : 978-2-9537776-4-2

Editeur :
Laurent Lagarde
15 plan du mas de cocon
34970 LATTES
www.goodbye-begaiement.fr

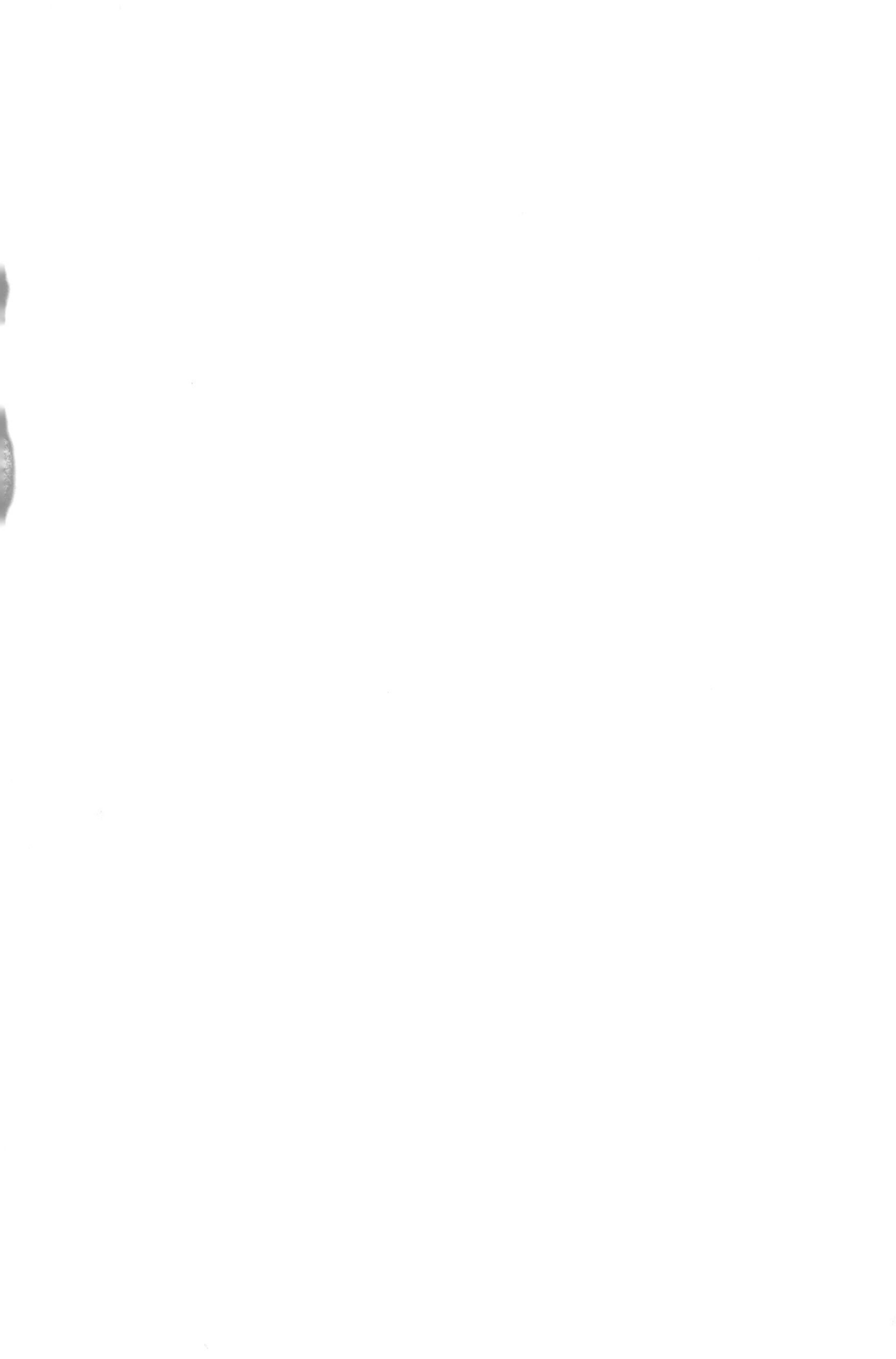

www.ingramcontent.com/pod-product-compliance
Lightning Source LLC
Chambersburg PA
CBHW072132270326
41931CB00010B/1734